科学的に正しい
サプリダイエット

農学博士
株式会社ユーザーライフサイエンス取締役会長
大貫 宏一郎

内外出版社

はじめに

本書を手にとっていただきありがとうございます。

私は京都大学に入学して、食品に関する研究に出会いました。博士号を取り、企業の研究員や大学教員として食品の研究を続けてきました。

現在は大学を退職し、自身で立ち上げた大学発ベンチャーの運営をしています。食と健康に関する研究に、人生を捧げたいと考えています。

健康の悩みは様々ですが、その中でも「ダイエットとサプリ」が本書のテーマです。ダイエットの方法や商品は世間に溢れています。通信販売サイトで「ダイエット」と検索すると、たくさんのダイエットに効果的とされるサプリがヒットします。サプリを使ったダイエットがそれだけ求められており、代表的なダイエットの方法になっているといえます。

ところが、サプリを使った正しいダイエットを解説した書籍は、これまで登場してきませんでした。本書は、サプリを使った科学的に正しいダイエット方法の、最初の書籍です。

サプリはもともと「Ｓｕｐｐｌｙ（供給する、補給する）」を意味しており、ビタミンやミネラルなどの栄養素が該当します。しかし現在では、錠剤・カプセル状・顆粒状等になっている健康食品全体を示す言葉となっています。

その名称が意味する範囲は大きく、機能性表示食品や特定保健用食品、医薬部外品までもサプリのように扱われている場合があります。

本書で解説する「サプリダイエット」とは、こうしたサプリを使用したダイエット方法です。

ダイエットの目的は、その人によって様々です。美容やスタイルアップを目標にしたダイエットもあれば、健康診断に引っかかり、医療関係者や家族から促され渋々始めたダイエットという場合もあるでしょう。

本書では、目的別のダイエットに最適なサプリとその飲み方や方法、選び方を科学的に解説しています。

また、最近ＳＮＳで話題のメディカルダイエットにも言及しています。

メディカルダイエットは、本来は医師の処方による「薬」を使用する「治療」です。しかし、昨今では通販サイトで個人輸入したり、個人間フリマアプリで購入するなど、病院に行かなくても個人で入手する方法がたくさんあり、社会問題化しています。

実はメディカルダイエットは、若い世代ではなく中高年に適したものであり、医師の処方がなければ難しいダイエット方法です。生活や健康に支障をきたす可能性もあります。このメディカルダイエットに対しても、効果や使い方をわかりやすく解説しています。

ダイエットの情報はテレビや雑誌、新聞広告などのメディアだけでなく、ネット上の動画や各ＳＮＳなどで常に溢れ返っています。情報を簡単に得られる便利な時代になりましたが、逆に誤った情報にも惑わされやすい時代であるともいえます。

特にダイエットや美白、増毛といった美容関連の誤った情報過多は顕著です。科学的根拠が皆無なとんでもない理論であるにもかかわらず、コピー&ペーストして拡散されることで、「嘘も百回いえば真実となる」に近い状況となったことも、一度や二度ではありません。

本書を読んでいただくことで、サプリの正しい理解と、効果的で健康的なサプリダイエットの方法を身につけることができます。

偽りのダイエット情報に惑わされることなく、正しく安全に、且つ美しく、目標達成できることを願っています。

目次

第2章

市販のダイエットサプリ……49

第3章 科学的に正しいサプリの見分け方……77

第5章 科学的に正しいサプリダイエット……135

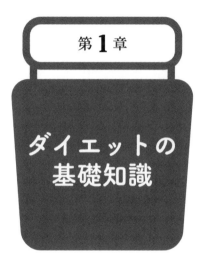

第1章

ダイエットの基礎知識

ダイエット広告の罠

●違反も多数！「1ヶ月で◯kg痩せる！」ダイエット広告

「誰でも簡単にスピードダイエット！」

「たった1ヶ月でマイナス◯kg！」

ネットやテレビでよく見るダイエット広告。大げさな表現で消費者の感情を煽ってきます。キャッチコピーの後に延々と効果効能を解説したり、動画でダイエット成功者のエピソードを高いテンションで紹介したり。

そうしてつい購入してしまった商品が、みなさんもひとつやふたつあるでしょう。「◯ヶ月で◯kg痩せる！」という言葉は、ダイエット広告の常套句《じょうとうく》です。こうした「胡散《うさん》臭い」広告は、多くのダイエット商材で目にします。

健康食品は基本、効果効能や機能性を表示することはできません。効果効能や機能性の表示とは、「痩せます！」「○kg減！」と明示することです。

機能を明確に表示できるのは、保健機能食品である「特定保健用食品（トクホ）」「機能性表示食品」「栄養機能食品」などに限られます。

保健機能食品は、国が安全性や有効性を考慮して設定した基準を満たした食品です。安全性を確保し、科学的根拠に基づいた機能性を、事業者の責任において表示できます。

つまり、どれだけ良いサプリであっても、保健機能食品以外の健康食品では、明確に「体重減少」といった効果を表示できません。

●事例だけが載っている広告は疑え！

後ほど（第3章にて）詳しく説明しますが、科学的に正しいと証明するためには統計解析が必要です。

しかし、いわゆる悪質なダイエット情報の表示には、「私は○kg痩せました！」といった事例だけをいくつも掲載しています。

これは解析によって得られた結果ではなく、あくまでも「事例」であり「個人の感想」です。事例の後には「飲んだ人の99%が効果を実感！」などと表示している場合もあります。

こうした表示は合理的な根拠や適切な調査を行っていない場合、「優良誤認表示」と判断され、景品表示法違反となる可能性があります。

これを回避するために「結果には個人差があります」と、虫眼鏡を使わなければ見えないほどの小さな字で広告の隅に記載されています。

しかしやはり、平均値を使って比較するなどの**科学的根拠を示していなければ、法律違反**なのです。

ビフォーアフターの写真も、ダイエット商材ではよくある広告テクニックです。画像はリアルにその効果を見ることができるため、説得力があります。

しかし、その画像から「何もしないで飲むだけで痩せた」「食事制限や運動なしで短期間で痩せた」のように見えてしまえば、やはり不当表示となる可能性があります。

そもそも、画像はレタッチソフトでどのようにでも加工できます。ウエストを細くしたり、顎の肉を削除するなどお手のものです。そこにもっともらしい数値を入れて、実績という名の感想を入れておけば、ダイエット広告のできあがりです。

キャッチコピーで不安を煽り、「その不安や劣等感から脱するためにはこの方法しかない」と思わせることで、ダイエット商材の購入につなげています。

まず、「私は○kg痩せました！」など**事例だけを根拠としている表現は、「全て科学的に正しくない」**と理解してください。

短期間で大きく体重を落としている数値を幾度も見せられると、人はつい信頼してしまいそうになります。しかし、実際は逆です。

事例をいくつ提示されても、科学的に正しいことの証明にはなりません。

科学的に正しい体重の落とし方

◎現実的に可能な体重減少の数値を知る

では、科学的に信用できる数値の目安とは、どの程度なのでしょうか。

サプリや健康食品を使用したダイエットの中でも効果が大きいもののひとつに、「置き換えダイエット」があります（159ページ参照）。1日の食事のうち、1食か2食を栄養バランスの取れたスープやシェイクなどに置き換えて、エネルギーの摂取量を大幅に減らす方法です。

実は、このような効果が高いとされているダイエット方法でも、平均値は**1ケ月1・5kg程度の体重減少**です。さらに、長期間になればなるほど体がエネルギー不足に適応してしまうので、体重減少の数値は小さくなってきます。

以上のことから、「3ヶ月で4kg痩せた！」くらいは科学的に起こり得る下げ幅だといえます。しかし、それ以上の数値は科学的にあり得ない数字である可能性が高いです。

「運動しながら置き換えダイエット」のように、複数のダイエット法を並行して行い、効果を高めることもあるでしょう。

しかし、どの方法が効果に関わっているのかを科学的に評価することは大変困難です。単純に前後の差を評価することは可能ですが、それでは、それぞれのダイエット方法を科学的に説明することはできません。

●科学的に正しいものか、判断できる力を

しかし、実際に「半年で10kg以上痩せた！」ということは起こり得ます。体質には個人差があります。またサプリだけでなく、バランスの取れた食事や運動など、様々なアプローチをすることで可能な数値といえます。

しかし「科学的」であるためには、「**誰がやっても似たようなことが起こる**」という解析結果を出す必要があります。

つまり、「このダイエット方法を10人が実施すると1ヶ月で平均1・5kg痩せた」という表示が科学的な解析結果に基づくものであれば、「あなたも1ヶ月で1・5kg痩せる可能性が最も高い」ことになり、科学的に正しい表記となります。

この証明はそれほど難しいことではなく、多くの解析がＥｘｃｅｌでも可能です。私が以前していた研究でも、同じサプリを同期間、同条件で摂取しても、3kg以上痩せた人もいれば全く痩せない人もいました。こういった個人差を平均値で示し、統計解析をすることで証明します。

このように、科学的に正しい情報は**平均値で示されていることが最低限の条件**です。どんなに良い製品でも、10人中1~2名は必ず効果がない人が出てきます。成功確率もわからないのに、「私もこれを飲めばこんなふうに痩せられる！」と信じてはいけません。

きちんとした科学的な調査をもとにしたサプリもあります（第5章で詳しく紹介します）。私たちは、どれが信用できるサプリなのか、判断できる知識を持たなければなりません。

今後「○kg痩せる！」という表現を見かけた場合、それは科学的根拠があるのか、オカルトや詐欺に近いのではないか、警戒が大切です。

●水分の減少か、脂肪の減少か

ダイエット商材の広告の中には、「1週間でマイナス10kg!?」などという、短期間で大幅にダウンできるキャッチコピーもあります。仮に10kg痩せたいとして、本当にたった7日で目標体重が達成できるのなら、多少高価だとしても購入してしまいそうです。

しかしまず、そのダイエット商材が表示している数値は、本当に脂肪が減少したのか、それとも単に水分が抜けただけなのか、あるいは詐欺的広告なのかを考える必要があります。

結論からいうと、一気に体重が落ちるダイエットは、非科学的か、もしくは健康を損なうものです。いわゆる「減量」的な行為であり、「1ヶ月で平均2kg以上落としているダイエットは全て非科学的」といえます。

そもそも**水分摂取や排出で、2〜3kgは短期間で簡単に増減**します。短期間に痩せたといっても、それは水分の減少でしかありません。ダイエットの目的は脂肪の減少であって、水分の減少ではないはずです。

もちろん、水分の減少は簡単にリバウンドします。

ダイエットの目標の立て方

●目標は1ヶ月にマイナス1kg

私自身、格闘技をやっており、試合のために2〜3kgの減量をしなければならない時があります。その場合、**1ヶ月で安全に落とせる体重を1kgと設定**し、逆算してダイエット開始日を決めます。

たとえば、3kg落とすのであれば3ヶ月以上前から準備します。これを悪質なダイエット商材の広告風にいうなら「3ヶ月で3kg痩せた！」でしょうか。

広告としては地味に感じるかもしれませんが、これが目指すべき科学的に正しいダイエットの標準です。

しかし、それでも「1ヶ月で1kg痩せる！」のは大変です。そこで、試合前には「水抜き」を使うこともあります。

ぬるめのお風呂に長時間入り、水分摂取を最小限にします。翌朝、規定体重でなければ、半身浴でゆっくりお風呂に入り、トイレに行きます。そして、やっと規定体重になる、といった具合です。

いきなり下剤や利尿剤のようなもので無理矢理水分を排出しては、体を壊してしまい、試合どころではなくなってしまいます。

ダイエットも同様ですが、健康を損なってしまえば本末転倒です。目指すべき体重減少は、最大でも「1ヶ月で1kg」と設定しましょう。

●BMIを目安に目標を立てる

目指すべき目標体重について考えてみましょう。

体重を減らす行為は、本人の意思と関係なく、体は本能的に「命を削る＝死に近づく」と感じ取ります。それでも痩せようとするのですから、無理なダイエットをすると、かえって体重が落ちにくくなります。

さらに無理をすれば、健康を害することはもちろん、本当に死に近づく危険性もあります。

科学的に安全なダイエットを目指すのであれば、体重そのものの数値ではなくＢＭＩ（Body Mass Index）を指標としてください。ＢＭＩは世界共通の肥満度の指標で、その人にとって標準の体重や肥満度を測定できます。

体重を指標とすると、どうしても、「50kg以下」「60kg以下」のように、キリの良い数字を目指しがちです。身長を考慮せず、キリの良い数字を目指して頑張ることはおすすめしません。

ＢＭＩの求め方は、

ＢＭＩ＝体重（kg）÷身長（m）÷身長（m）

で算出します。

体重52kgで身長が１６０cmであれば、「52÷１・６÷１・６＝20・３」で、ＢＭＩは20・３となります。

目指すべき体重の最低値は、ＢＭＩ20〜22としていただきたいです。身長が１６０cmであれば、52〜56kgになったら成功として欲しいのです。

◎死亡率が最も低いのはＢＭＩ23～25

世界保健機関（ＷＨＯ）をはじめ、様々な研究でもＢＭＩ18・5未満は「病的な痩せ」と認定しています。ヨーロッパなどでは、18・5未満になるとモデルとして活動できません。痩せ過ぎは、時には命を失うリスクが伴うからです。

ＢＭＩ20を下回ることは、病的な状態に近づいているといえます。

最近の研究では**ＢＭＩ23～25が様々な病気のリスクが低く、死亡率も最も低い**ことがわかっています。

約30年前はＢＭＩ22が最も健康といわれていました。私もその体重に合わせていたのですが、この10年で次々と出てくる研究結果を見て、設定ＢＭＩを24、つまり約5kg意図的に増やしたくらいです。

まずは「体重」の呪縛から離れて、「ＢＭＩ」を参考に、健康に最適な体重をダイエットの目標に設定しましょう。

科学的に正しい食品表示

●科学的に正しい「機能性表示食品」

私は自称「日本一の食品機能学者」とSNSなどで公言しています。

しかし、「食品機能学」といってもわかってもらえないことが多いです。そもそも「食品の機能」といってもピンとこない人がほとんどでしょう。

多くの人は、食事を「お腹が空くから食べる」あるいは「美味しいものを食べたい！」といった理由で選びます。その食品ひとつひとつについて、それぞれどんな機能があるかなど、あまり意識していないでしょう。知っていたとしても、タンパク質は筋肉を作り、ビタミンは体の調子を整える……くらいではないでしょうか。

学問的にいえば、「お腹が空くから食べる」は食品の一次機能（栄養機能）、「美味しいものを食べたい！」は食品の二次機能（嗜好機能）とされています。

この理論でいくと、お腹が満たされて美味しい食品も機能性食品と考えられそうですが、そうではありません。

では、何が「**機能性食品**」なのか。それは、**「食べて健康になる」食品**です。

この食品は、食品の三次機能（健康機能）とされています。「機能性食品」は、この三次機能に特化したものです。

とはいえ、機能の説明をしても長くなってしまうため、「食品機能学」を「健康食品の研究」と言い換えることもあります。

●「機能性食品」「機能性表示食品」になるには

本書で説明するダイエットサプリの多くが、この「機能性食品」です。そして、この機能性食品を一定の基準で表示できるよう国が制度化したものが「機能性表示食品」です。

簡単にいえば、機能性表示食品は機能性食品のエリートということになります。

小林製薬の紅麹サプリ事件があってから、機能性表示食品にも懸念の声が上がっています。完璧な制度は存在しないので、常にブラッシュアップは必要です。

とはいえ、制度自体は素晴らしく、科学的根拠のあるサプリを見分ける大きな指針となり得ます。

機能性表示食品を選ぶことは、「科学的に正しい」方法のひとつです。

機能性表示食品と認定されるためには、その機能を保証する研究論文が最低でも数本必要です。論文は簡単に書けるものではなく、私が初めて論文を書いた時は、数年間を要しました。

それだけ厳しいハードルを越えなければ、機能性表示食品と認定されないのです。機能性表示食品が、科学的根拠が保証されている製品群である所以です。

では、機能性表示食品でなければ「科学的に正しくない」のかと聞かれれば、そうではありません。科学的に正しい製品もあります。

本書の内容とは異なりますが、認知症やがんについて私が最もおすすめする食品は、機能性表示食品を取得していません。

また機能性表示食品は、保健機能（健康を保つための機能）に限られているので、健康以上の要望（美白や豊胸、治療など）は、機能性表示食品制度には該当しません。

機能性表示食品以外でも良い製品はたくさんあります。しかしその一方で、機能性表示の有無にかかわらず、詐欺的な広告も一部見受けられます。

やはり、自分で科学的に正しいサプリを見抜く知識を身につけることが重要です。

●思い込みもダイエット効果に影響

「病は気から」という言葉があるように、人は思い込みでも効果が出ることがわかっています。

特に脳に関する薬は、その効果が顕著に表れます。ある研究では、頭痛薬や抗鬱薬といわれて小麦粉のような薬を飲んだところ、すっかり症状が緩和されたという結果が数多く報告されています。これが、「プラセボ効果」です。

したがって、本来なら大した効果を見込めない健康食品でも、**「痩せる！」と信じて飲んでいると、プラセボ効果が発動して本当に痩せる**こともあり得ます。まるで「気のせい食品」といえるような効果です。

ですが、この「気のせい」は意外と重要です。

実は、機能性表示食品の基準を満たすための研究調査には、有効成分を含む製品と「プラセボ（気のせい食品）」との比較を基本としています。プラセボ効果との比較をしないと、機能性表示食品の基準を満たすことができないからです。

●プラセボ効果は科学的にも証明されている

プラセボ効果はなかなか強固です。反対にいうと、脳はいとも簡単に、思い込みに騙されてしまうことがわかります。

ある健康食品の調査で、企業の方が、同じパッケージの有効成分製品とプラセボ製品を用意してくださいました。
そのパッケージは、金色をベースとして赤の文字が書かれており、いかにも「気のせい」を誘ってしまうようなものです。そのプラセボ製品をモニターの方々に摂取してもらったところ、なんと製品と同じくらいの効果が出てしまいました。

医療の現場でも、プラセボが効果を発揮した例があります。
本当は既に薬が必要ない患者さんに、薬効成分が入っていないカプセルを処方していました。見た目は以前飲んでいた薬と同じ、赤いカプセルです。
ある日、プラセボ薬を処方していたことが患者さんにバレてしまいました。それでも患者さんは、「赤のカプセルのニセモノください！」とプラセボを飲み続けたそうです。

こうしたプラセボ効果は、科学的に証明されています。**プラセボも効果効能の重要な要素**なのです。

とはいえ、有効成分を入れていない、もしくは有効成分の効果を確認していない製品は、単純に詐欺商品です。

「この製品は良いプラセボ効果を与えます」との表記があれば、科学的に正しいといえます。しかし「有効成分が入っていない」といっているようなものなので、そんな製品は非常に稀です。

こういった「気のせい食品」は意外と多く、釣られてしまわないよう十分注意をしてください。

ダイエットの副作用

◎体重は減ったけど、めまいが止まらない

ダイエットを続けていると、疲労感や肌荒れに悩む方も少なくありません。摂取エネルギーを減らした時に、必要な栄養素まで減ってしまうからです。

特に医薬品成分の中には、血液中の糖分を体の中に出す働きをする物質もあり、強い副作用が表れることがあります。

よくあるのが、急なめまいです。これは、血液中のエネルギーが少なくなることで、脳がスリープ状態になるからです。

つまり、エネルギー不足から体を守ろうとする自己防衛本能が働き、**めまいが頻繁に発生**してしまうのです。

◎女性に多いダイエット貧血

女性はダイエットをしていなくても、鉄分不足になりがちです。血液検査の値を見てみると、女性の2～3割の方は、鉄分の正常値を下回っています。

これは、月経に関係しています。月経時には、約1・5倍の鉄分が必要です。普段は、毎日の食生活で必要な鉄分を摂れていたとします。しかし、月経が始まることで必要な鉄分の量が増え、その分をまかなえなくなるのです。

こうして慢性的に鉄分不足になると、今度は体にストックされている鉄分を切り崩して生命を維持することになります。これが「**かくれ貧血**」という状態で、女性の**3人に2人の割合で存在**するといわれています。

かくれ貧血の状態でダイエットを始めると、食事の全体量が減るため、さらに貧血が進んでしまいます。

その上、巷では健康だとイメージされる生野菜のサラダばかりを食べ、肉や魚などのタンパク質を減らしてしまうと、タンパク質が主成分であるヘモグロビンの量にも影響します。

ヘモグロビンは酸素を体中に届けるという役割があります。このため貧血になると、酸素の供給が不十分になり、エネルギー燃焼にも支障が出てきます。

つまり、**痩せにくい体になる**ということです。痩せにくい体を無理矢理減量させても体質は貧血のままですから、食事を元に戻すと体重もすぐに元に戻ってしまいます。

鉄分不足は、リバウンドをしやすい体質をも作り上げてしまうのです。

●栄養管理アプリを使いこなす

効果のあるダイエット方法のひとつに、炭水化物を制限する「糖質オフダイエット」があります。私は糖質オフダイエットには賛成派で、普段から白米などの穀物をあまり摂取しません。

しかし、糖質オフは一見「ヘルシー」な食生活に見えますが、栄養不足など、意外と不健康な状態になっていることもあります。

栄養が不足して体調を壊しては、元も子もありません。そこでみなさまには、栄養管理アプリをおすすめします。

入力するだけで栄養成分やカロリーを計算でき、1食、1日に対する割合なども見やすく表示してくれます。

最初は入力が面倒かもしれませんが、完成度の高い食生活を作っていく面白みが出てくると思います。不足しがちな栄養素がわかるので、サプリを選ぶ際にも役立つでしょう。

ダイエットとは、自分を見つめることであり、自己研鑽でもあります。「研」「鑽」のそれぞれに、「けずる」という意味合いがありますよね。**必要な栄養素を知り、食生活を見直す**ことも自己研鑽のひとつです。

必要なもの以外をそぎ落とし、本来の美しさを得る。まさに、ダイエットは「研鑽」なのです。

科学的に正しいダイエット

●非科学的なダイエットをしない

本章では誤ったダイエット方法の典型例をご紹介してきました。まとめると、以下のようなダイエット情報により、全く効果がなかったり、リバウンドに苦しんだりする羽目になります。

・「1ヶ月◯kg痩せた！」など事例だけの紹介
・ビフォーアフターの写真を見せて極端な体重減少を奨励
・思い込みを上手く利用したプラセボ効果だけのダイエット方法
・栄養バランスを考えない食事、急激な絶食、水分排出など、不健康なダイエット方法このような、**明らかに非科学的で間違ったダイエット方法を避ける**だけでも、まずは大きな前進です。余計な時間を使わなくて済みますし、体質を改悪させることもありません。

●結果を急がない

ダイエットのニーズは男女差や世代別など多種多様です。体型や体質に個性があるように、ダイエットの方法も千差万別。個別対応しなければなりません。

スタイルを気にする方であれば「キレイになりたい」「見た目をスッキリさせたい」という願望からダイエットを始めるでしょうし、中高年となると、スタイルよりは健康優先で、メタボリックシンドロームの対策のためにダイエットをすすめられることもあるでしょう。

そして、「早く楽に成果を出したい」と考える人がとにかく多いです。だから、「1週間でマイナス10kg！」などのキャッチコピーで消費者の悲痛な願いを突いてきます。

しかし、**早く結果が出るダイエットは、健康と引き換えになってしまうものがほとんど**です。したがって、ダイエットは時間をかけて計画的に進めなければなりません。短期間で10kg以上を落としたような成功談も中にはありますが、これは特殊なケースであり、科学的とはいえません。自分も同じことが起こる可能性は低いと考えてください。

もし達成できたとしても、体重を落とし過ぎて体を危機にさらしたり、リバウンドしたりするのが一般的です。

●「早く」は難しくとも「楽に」は叶う

サプリをダイエットに取り入れることで、「早く」を達成することは難しくても、「楽に」の部分は十分に可能です。正しくサプリを選択するための知識は必要ですが、自分に合うものがわかれば、後は飲むだけです。

サプリを飲んで**体質が変わる期間は、早ければ2週間程度**です。サプリは比較的短期間で、「楽に」痩せやすい体に変わりやすいです。

だからといって、サプリを規定よりも多く摂取してはいけません。

特に機能性表示食品が認定されたサプリは、「その用量において効果効能が期待できる」状態で商品化されています。その用量は、いくつもの研究と調査から導き出された最適な数値です。

したがって、2倍の量を飲んだからといって、効果が2倍になるわけではありません。それどころか、体調を崩してしまうこともあります。

正しく選び、正しく摂取しましょう。

コラム 1

怖い？ 当然？ リバウンドの仕組み

ダイエットにリバウンドの恐怖は付きものです。ダイエット成功！ と気を緩めた途端に体重が元に戻り始める、あの罪悪感と絶望は計り知れません。

ダイエット中は、摂取エネルギーを控える人が多いでしょう。消費エネルギーよりも摂取エネルギーを抑えることで、体にある余分な脂肪をエネルギーに変えて、痩せるのです。

こうしたダイエットを行う中で、体はいわゆる省エネ状態になっています。少ないエネルギーでどうにかやり繰りして生き抜こうとします。

ダイエットに成功し、目標体重に到達する頃には、体は少しのエネルギーで生きられる状態になっています。

ここで元の食事に戻すと、どうなるでしょう。

省エネ状態の体にエネルギーが一気に入り込み、余剰分が発生します。「またいつ食べられるかわからない。飢餓になっても死なないように、エネルギーをため込んでおかなくちゃ」と体が反応し、増えた分のエネルギーを脂肪へと変えてしまうのです。体が「生きよう」としているからこそ、リバウンドは発生します。脳がエネルギーの蓄積を拒んでいないからこそ、飢餓状態から脱しようとします。つまり、健康を維持したまま、ダイエットできた証ともいえます。

とはいえ、せっかく目標体重になったのにリバウンドしては、苦労が水の泡です。リバウンドをできる限り抑えるには、どうすればいいのでしょうか。

その鍵は、代謝を上げる効果があるサプリにあります。

リバウンドは、少ない摂取エネルギーでも生きていくために、基礎代謝が落ちる際に起こりやすいです。したがって、代謝を上げるサプリでエネルギーを消費しやすい体質に改善しておくことで、摂取エネルギーを増やしてもリバウンドしにくい体になります。

5章で紹介するカプシエイト（154ページ参照）などを活用するとよいでしょう。ダイエットを終えたら徐々にもとの摂取エネルギーに戻して体を慣らしつつ、代謝を上げるサプリで体重の維持に努めましょう。

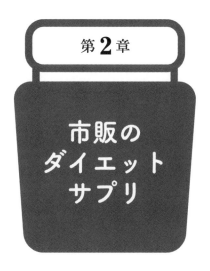

第2章

市販のダイエットサプリ

薬局でよく見る「酵素」商品

●酵素ダイエットの嘘

商品名に「酵素」が入っているダイエット食品を目にするようになって10年は経過しますでしょうか。ネットを見ると「酵素のダイエットパワー」「酵素で代謝促進！」「酵素で痩せる！」などの文言が並びます。

酵素系ダイエット食品を確認すると、大きく二種類に分けられるようです。ひとつは「消化酵素を助けるもの」、もうひとつは「主に植物性食品を発酵させたもの」です。しかし、これらには残念ながら**ダイエットの効果は一切期待できません**。後者については、そもそも全く酵素を含まない商品もありました。

ある企業から、酵素食品について酵素活性の測定を依頼されたのですが、活性の数値は完全にゼロでした。依頼者は活性を期待していたわけで、一般消費者だけでなく、販売する企業の経営者の方ですら、**酵素という言葉を誤解**していたのです。

言葉の意味は、時として当初の意味から長い期間を経て変化することがあります。例えば、「情は人のためならず」という言葉は、もともと親切にすると自分に返ってくる（他人のためではなく自分のためでもある）といった意味でした。最近では、優しくすることはその人のためにならない、といった解釈をする人の方が多いようです。「酵素」についても同様で、最近では「発酵食品」を意味することが多くなってきました。

酵素じゃないから悪い、というわけではありません。

発酵食品には、ビタミンCやE、ポリフェノールのように、体の酸化を防ぐ物質（専門的にはアミノカルボニル反応生成物）が入っています。

勘違いをしていた経営者の方には「酵素活性はないけれども、発酵食品は体にうれしい成分が含まれている」と話すと、安心したようです。

しかし、店頭には発酵食品系の「酵素」食品が並んでいます。これらは、納豆や味噌と似たような存在であり体には良いものの、ダイエットの特効薬にはなりません。

●体内に不足した酵素を補う？

一見きちんと「酵素」としての役割を明記されている商品について、科学的な視点で検証してみましょう。

パッケージを見ると、「消化酵素の働きを助ける」と書かれています。ここまでは全く間違っていません。

しかし、酵素には「消化酵素」と「代謝酵素」があって……という説明に入ってくると、途端に雲行きが怪しくなってきます。

サイエンスとしては摩訶不思議な論理なのですが、「消化酵素」を助けることにより「代謝酵素」が活性化されると書いてあるのです。酵素の量には限りがあって、その量を補うという理屈です。

こちらは**完全に誤り**です。前述のように「発酵食品に酵素の活性化が見込めるかもしれない」という勘違いなら、発酵食品にも体にうれしい成分が含まれているため、まだ良いかもしれません。

しかし、科学的な間違いを堂々と製品に記しているのなら問題です。

酵素はタンパク質でできています。ごくごく少量で大きな仕事をしてくれるので、闇雲にタンパク質を外部から補ったとしても、**体内にある酵素の分泌や活性に影響を与えることはありません**。

ましてや、消化酵素を補うことで代謝酵素が増えるなんてことはありません。

消化酵素は、種類や役割も明確となっています（国際的に定められている酵素の分類番号が、3から始まる加水分解酵素の一種になります）。

一方で、代謝酵素は学術的な言葉ではなく、その他大勢の酵素といった曖昧な存在です。

◎「酵素を飲んで痩せた」は詐欺

百歩譲って、消化酵素によって代謝酵素が高まるという理論に目を瞑《つぶ》ることにしましょう。この場合でも、**代謝酵素によってエネルギー代謝が上がるという理屈には一切なりません**。

なぜなら、前述の通り代謝酵素という概念自体が曖昧なので、証明のしようがないのです。

機能性表示食品にも、肥満予防や酵素に働きかける食品はあります。

その食品には、食後の血糖値や血中の脂質濃度を抑える成分が含まれています。その成分は、**糖質や脂質を分解する酵素の邪魔をすることで消化吸収を抑えてくれます**。

医薬品成分の「オルリスタット」は、比較的手軽に入手することができます（117ページ参照）。オルリスタットは脂質の分解を抑える働きがあり、油分は分解されないまま排泄され、油っぽい便になります。

さて、ここまで読み進めてきたみなさまは、「酵素は活性化してはならない？」と気づいたかもしれません。その通りです。

ダイエットに適しているのは、「酵素の邪魔をする」食品成分なのです。ダイエットの大敵は糖や脂質です。これらの分解を抑え、消化されないまま排出を促すことで、ダイエット効果を発揮します。

つまり、**消化酵素の働きを「抑え」なければなりません**。消化酵素が入ったサプリは、ダイエット中に消化が弱った状態を助けてくれますが、ダイエットへの効果としては真逆です。

「酵素」の名を冠した食品は、発酵食品であったり、消化を促進してくれるものなど、体に良いものではあります。

ですが、**ダイエットには全く効果がない、もしくは逆効果**になりかねません。まして や「酵素を飲んで○kg痩せた！」という広告は、詐欺に近いです。

体調が良くなったのであれば、そちらの目的で摂取しましょう。ダイエットの目的で酵素を選ぶのであれば、注意しなければなりません。

痩せると話題の油について

◎ダイエット界隈で人気！「ＭＣＴオイル」ダイエット

ダイエット界隈でもてはやされている「ＭＣＴオイル」。コーヒーや紅茶、スープなどに入れて、１日１～３回摂取すると痩せる、というダイエット方法です。

しかし結論からいうと、**ＭＣＴオイルは「ダイエット効果が全くないどころか太る原因！」**です。

ＭＣＴとは、「Medium Chain Triglyceride（ミディアム チェーン トリグリセリド）」の略です。直訳すると「中鎖脂肪酸トリグリセリド」で、一般的には「中鎖脂肪酸」といいます。

つまり、ＭＣＴオイルとは「中鎖脂肪酸を含む中性脂質」です。実際にＭＣＴオイルを冷たい場所に置いてみると、しっかりと脂身のような見た目になることが確認できます。

そう、MCTオイルは中性脂肪の仲間です。有り体にいうと「油」であり「脂質」です。

こんなMCTオイルですが、「ダイエットに効果的」であると、様々な企業が商品として売り出しています。「中鎖脂肪酸は、BMIが高めの方の日常活動時の脂肪の燃焼を高めて体脂肪を減らす」といった具合です。

サラダ油やバターの**置き換えとして摂取する分には良い**のですが、サプリとして敢えてMCTオイルを摂取した場合は、脂身を食べているのと同じです。

ここを認識しておかなければ、全くの逆効果となってしまいます。

●エネルギーの供給源としては優秀

では、MCTオイルはダイエットに完全に悪かといえば、そうではありません。

広告表現を見ると、「食べる美容液」はさすがに詐欺的ですが、「エネルギーを供給」「スポーツをする方におすすめ」「エネルギーになりやすい」であることは間違いありません。

『体脂肪や内臓脂肪、ウエストサイズを減らす』という表示で、機能性表示食品にもなっています。

私たちが普段摂取している食用油は、主に「長鎖脂肪酸」から構成されています。一方、ＭＣＴオイルは主に「中鎖脂肪酸」から構成されています。名前の通り、長鎖脂肪酸の方が代謝をする手間が長くかかってしまいます。

このように、中鎖脂肪酸は**分解や代謝のスピードが早く、「エネルギーになりやすい」**ことは間違いではありません。

とはいえ、あくまでＭＣＴオイルは脂肪です。「ダイエットに効果的」だとされているのも、一般的なサラダ油と比較した結果でしかありません。

あたかも摂取すれば「エネルギーが燃えやすい」「脂肪が燃える」ような書き方で

すが、そのようなことは一言もいっていません。単純に「エネルギーの供給源として優秀である」としか記載していないのです。

MCTオイルは、あえてコーヒーなどに入れて摂取する必要はありません。料理の際に普通の油を使うくらいなら、その置き換えとして摂取しましょう。

動物実験では効果があるCLA

痩せると噂の油のひとつに、CLA（Conjugated Linoleic Acid：共役リノール酸）があります。CLAは反芻《はんすう》動物（牛など）の乳や脂肪組織に微量に含まれる物質で、有名なリノール酸とは異なる物質です。

CLAを含有するサプリも、海外製品で多く見かけます。

私が大学院生をしていた約25年前、運動パフォーマンスをアップさせる候補として、CLAの研究に関わっていました。定期的に論文を調べて発表しなければならず、2000年以前の脂肪酸に関する研究論文の多くに目を通してきました。

実験の結果、ＣＬＡには、動物の内臓脂肪を劇的に減らす効果がありました。動物の内臓脂肪がほとんどなくなるという、驚きの結果でした。

しかし、残念ながら**人には大きな効果がありませんでした**。実験動物でも、大型の齧歯類《げっし》になると、人と同様に効果は薄いものでした。

そのため、ＣＬＡを含むサプリは、ダイエットを目的として積極的におすすめすることはできません。

動物実験で効果があったものを製品化することはよくあります。

しかし、人でも同様の効果があるのか、きちんと検証されたものを選ぶ必要があります。

◎脂質の抑え過ぎには、ＤＨＡやＥＰＡ

繰り返しになりますが、ＭＣＴもＣＬＡも脂肪の仲間であることには変わりなく、摂取量には注意が必要です。

ＭＣＴやＣＬＡをダイエットサプリに加工して販売している例もあります。ネットの間違った情報を鵜呑みにして、こうしたサプリをダイエット目的で摂取し続けると、単なるカロリーの摂り過ぎといった事態になりかねません。

末永く健康を維持するためにも、油脂で効果を上げるのではなく、摂取しないことが第一です。良い油であっても、油は油です。

ちなみに、同じ油脂の成分でいうと、**DHAやEPAの「オメガ3」のサプリはおすすめ**です。

ダイエット中は脂質を抑えるため、必須脂肪酸が不足しがちです。本来であれば生活の中で取り入れたいところですが、難しい場合、これらのサプリで補いましょう。

普段あまり魚を摂取できていない方には、特におすすめです。

成分不明のダイエット漢方

●科学的に正しいとはいえない

ダイエットに効果があるといわれている漢方があります。「防風通聖散《ぼうふうつうしょうさん》」「大柴胡湯《だいさいことう》」「防已黄耆湯《ぼういおうぎとう》」などが有名です。

「防風通聖散」は便秘がちで腹部回りの脂肪が気になる方に、「大柴胡湯」は肥満症で便秘がちな方へ、「防已黄耆湯」は水太りの方へ、などと効果がうたわれています。

漢方は古くから医療でも使われていることもあり信用も高く、自然派なので安心だと考えられています。これらを飲んで効果があった方々も少なくないでしょう。

しかしながら、ダイエット効果となると、**「科学的に正しい」といえる条件に該当できない部分がいくつもあります。**

漢方は一般的な医薬品が出てくる前から治療に使われ、人々の健康に貢献してきたことは間違いないでしょう。

しかし、昨今の健康食品と同等の研究レベルだったかというと、必ずしもそうではありません。

「科学的に正しい」といえない理由の第一に、**成分が明記されていない**点があげられます。「成分」とは、サプリに含まれている物質を指します。

本来なら、成分表には物質名を記載しなければなりません。

しかし、漢方の「成分」として挙げられているのは、主に植物の名前になります。その植物には何の物質が含まれているのか、これではわかりません。わからなければ、科学的根拠を証明することはできないのです。

●植物名のみの表記では効果がわからない

なぜ、成分が植物名のみの場合に科学的根拠がないのか。トウガラシを例にしてみましょう。

トウガラシの辛味成分はカプサイシンです。このカプサイシンが体を温め、代謝を促進させます。

漢方にも代謝アップの効果を掲げるものがありますが、トウガラシはそんな漢方に負けるとも劣らない効果がある、ダイエット食品界のエースです。


しかし、ダイエットを目的に購入したサプリに、「トウガラシ乾燥粉末1・0g」とのみ書いてあった場合、効果を信じることができるでしょうか？

トウガラシの成分であるカプサイシンは、3〜10mgあればダイエット効果が期待できます。したがって、「カプサイシン1mg」の表記であれば少し心許《こころもと》ないですし、50mgと書いてあれば超激辛でダイエット効果よりも胃腸の心配をしてしまいます。

さらに疑ってかかれば、カプサイシンが含まれていない観賞用のトウガラシを使用したとしても、表記は「トウガラシ乾燥粉末1・0g」です。これでは**効果は見込めません**。

このように、一般的な漢方薬の表記は「本当に効果があるのか」「本当に有効成分が入っているのか」わからないものとなっているのです。

効果があればキャッシュバック?

漢方の表記はブラックボックス化しているため、はっきりとした効果検証のないまま販売されているものも多いです。それを利用してか、「漢方」という言葉を使ったダイエット商品は多く発売されています。

また、これは漢方に限ったことではないですが、海外由来のダイエット漢方で、過激な販売方法が見受けられます。

インスタグラムやXなどのSNSに、**飲んだ漢方と大幅に体重を落とした写真を投稿すると、キャッシュバックする**、といったものです。

私の研究所にも、「効果検証で体重の減った被験者さんには1kgにつき1万円渡したい」といってきた企業がありました。科学的に全く意味のない研究になってしまいますので、もちろん、丁重にお断りしました。

胡散臭いを通り越して、商品だけでなく業界全体の信頼を貶《おとし》める、犯罪に近い行為です。

もちろん、ダイエット漢方の全てがこのような販売方法を使っている訳ではなく、ごく一部の製品です。

しかし、こうした販売方法で消費者を騙している商品が実際に存在するのも事実であり、SNSの広告にも平然と流れてきます。本当にダイエットに効果がある商品なら、わざわざ「ダイエット効果があればキャッシュバック」なんていいません。

こうした表記は、今後は一掃されるか、せめて健康食品と同様なサイエンスが求められることでしょう。

効果を求めるのなら、違う選択を

漢方の中には、「複数の原材料を組み合わせることで副作用がなく効果をもたらす」

と説明している商品もあります。

しかし、複数成分の効果検証には、さらに高度なサイエンスが要求されます。

つまり、効果があった方でも、第1章で説明した「気のせい食品」（34ページ参照）である可能性が高いということです。


ダイエットに限らず、風邪や皮膚炎になった際、「漢方が体質に合う」という人も一定数いるでしょう。そのため、その漢方の利用を否定することはしません。

しかし、まだ漢方を飲んだことがなく、ダイエットで漢方を検討している、といった方には、**成分の物質名と量が明記されて、臨床試験の結果検証が行われている、機能性表示食品の方をおすすめ**します。

漢方なら安心、漢方は医療にも使われているのだから効果があるはず、といったぼんやりした知識で、間違った選択をしないように警戒してください。

コエンザイムQ10やNMN、HCAのダイエット効果

●エネルギーを運んだり、エネルギーの生成を助ける

「コエンザイムQ10《テン》」や「NMN」は、聞いたことがある方も多いのではないでしょうか。科学論文でも多く扱われている、信頼性の高い物質です。

これに近いジャンルの成分で、「カルニチン」「クレアチン」「αリポ酸」というものもあります。ダイエットサプリの成分としてよく使われています。

コエンザイムQ10、NMN、カルニチン、クレアチン、αリポ酸……様々な成分がサプリとして発売されていますが、これらの成分は全て、**細胞の中でエネルギーを運んだり、エネルギーの生成を助けたりしてくれます**。

ガソリン車の自動車で例えるのなら、エンジンの性能を高める潤滑油《じゅんかつゆ》でしょうか。

これらは全て体内での役割が明確に決まっていて、人間の体に重要な物質であること

は疑う余地もありません。

しかしながら、**これらを摂取して痩せるかと問われれば、やや懐疑的**です。

論文を確認してみても、「効果がある」という研究もありますが、「効果がない」という研究も存在します。

●基礎代謝が低い中高年が、適度に運動した際に効果を発揮

なぜ、効果があるという研究と、ないという研究が混在しているのでしょうか。その結果の違いは、摂取する体の状態によるものです。

先ほどのガソリン自動車の例で見てみましょう。

エンジンの性能が悪ければ、エネルギー消費効率が低い、燃費が悪い自動車となります。そこでエネルギー効率を上げるために、優秀なピカピカのエンジンを備えたとします。しかし、車を動かさなければガソリンは全く消費されません。

コエンザイムQ10などの作用も同様です。

もともと基礎代謝が低い中高年以降の方々が適度な運動をした際に、エネルギー消費量の向上などの効果が期待できます。

しかし中高年以降であっても、**体を動かさなければ効果は期待できません**。

また、もともと基礎代謝の高い（エンジンの性能が良い）若い方にも、効果の見込みは低いでしょう。

これらの成分は、他の栄養素の摂取が十分であれば、体の中で自動的に生成されます。つまり、サプリで供給しなくても、体内に存在する物質たちなのです。

●体内での製造が間に合わない人に

では、全く効果がないかといえば、それも違います。

他の栄養素から体内でコエンザイムQ10などの成分を作り出すためには、たくさんの化学反応が必要です。この機能は、年齢と共に低下してしまいます。

中高年でなくても、活動量が多い人はその分余分にエネルギーを作らなければならず、体内での製造が間に合わない場合があるかもしれません。

その際、コエンザイムQ10、NMN、カルニチン、クレアチン、αリポ酸などのサプリを摂取することで、疲労感などが改善することもありえます。

しかし、このように代謝には関係するものの、**ダイエットには関係の薄い**サプリといえます。

さらに付け加えると、食事制限のみでダイエットを行っている方は、これらのサプリによるダイエット効果は、ほとんど得られないと考えて良いでしょう。

●エネルギー代謝を止めるサプリ

他にも、ダイエットに効果があると誤解されている物質があります。それは、「HCA」です。

HCAは「Hydroxy Citric Acid」の略で、日本語で「ヒドロキシクエン酸」といいます。サプリのパッケージには、成分名として「ガルシニア・カンボジア」と書かれることもあります。

ＨＣＡはガルシニアという植物に含まれているので、この成分を摂取する方法は「ガルシニアダイエット」ともいわれ、一時は随分話題になりました。

ネットには、ＨＣＡの効果として「血糖値が一定に保たれるため空腹感を抑える」「脂肪が作られる酵素の働きを阻害して体脂肪の蓄積を抑える」「運動中の脂肪燃焼を高める」などと記しています。

ところが、実態はそうしたダイエット効果とは真逆で、むしろ**エネルギー代謝を止める作用**が確認されています。

ＨＣＡは、体内で重要な働きをする酵素の邪魔をしてしまうのです。

私も動物実験としてＨＣＡの基礎研究に関わりましたが、量を多くすると動物が死んでしまうこともあり、結構危ない物質という認識です。日本製のＨＣＡ製品は全く見かけませんが、原材料にこっそり入っていることもあります。

もっとも、「効果がある」という研究結果もあるので、その効果を完全に否定することはできません。これらの物質がエネルギー代謝に「関わっている」ことは、紛れもない「科学的に正しい」事実です。

特に、「あまり食べておらず、適度な運動をしているにもかかわらず、太りやすい」といった方（自動車の例でいえばエンジンに問題があるパターン）にとっては、体質改善に効果があるとする研究結果も存在します。

とはいえ、万人に効果があるわけではないので、**最初に試す方法としては非効率**です。やはり、確実に効果が見込める他のサプリからのスタートが順当です。

コラム 2

チートデイは善か悪か?

ダイエットに熱心な方は「チートデイ」という言葉を聞いたことがあると思います。チート(Cheat)は既に日本語として通用しつつある言葉で、「騙す」「不正をする」といった意味があります。

ダイエットで使われているチートデイは、週に1回だけダイエットをお休みして、好きなだけ食事をすることを指します。

このチートデイを肯定する意味合いとしては、週に1回だけ息抜きをして挫折を防いだり、ダイエットに伴って落ちていく代謝を戻すという理論があります。

チートデイは概念として古くから存在しているようですが、サイエンスとしては賛否両論です。

肯定する研究としては、チートデイを設定する方がモチベーションが維持できたという心理学的な研究であったり、チートデイがない場合に比べて代謝が上がるという医学的なデータもありました。

否定的な研究や見解としては、単純に摂取する総エネルギーが上がり、体重が増えてしまうということです。

私の見解は基本的に後者で、チートデイによる代謝アップよりも摂取エネルギーの方が遥かに上回ることもしばしばあり、ダイエットには逆効果と考えています。

しかしながら、私がダイエットをする際には、チートデイを設けています。格闘技の試合に向けて1～3kgを落とす際にも、週に1回くらいは普通の食事に戻していました。

だからといって、積極的な暴飲暴食はしません。

会食がある際には失礼にならないくらいに飲酒と食事をしたり、記念日にケーキを食べたり、といった感じです。お付き合いの大事な席でお酒を飲まなかったり、誕生会でケーキを拒んだら嫌な思いをされるでしょうし、ダイエット自体に否定的な意見をいわれてしまいかねません（意外とお客様である企業の方が気を遣ってくださり、お酒を積極的にすすめていただけなかったりもしましたが……）。

普段は平常心でダイエット生活をして、特別な日には周りの方々と食事を普通に楽しむ、といった感じでしょうか。食事にもダイエットにも執着せずに、日常生活に溶け込むことが成功の秘訣であるように思います。

積極的にチートデイを導入するというよりも、イベント事や会食があった際は楽しく食事をする、といったスタンスが良いと思います。

第3章

科学的に正しいサプリの見分け方

「科学的に正しい」とは

●「科学的に正しい」基準の統一見解はない

本書ではこれまでに「科学的に正しい」という言葉を何度も使ってきました。ここで改めて、科学的に正しいとはどういうことなのかを説明します。

本書を読んだ後にダイエットサプリを買いに行き、うっかり魅力的な広告に惑わされないためにも、しっかり押さえておきましょう。

といいながら、元も子もないことを申し上げますと、**「科学的な正しさ」は、人類で統一的な見解が得られていない**というのが実情です。

現在における「科学的に正しい」基準は、科学者の間でも賛否両論あり、暫定の基準を慣習として設けているという具合です。そして、私が学生の頃から今に至るまで、少しずつですがその暫定的な基準は厳しくなってきています。

現在の科学的に正しい基準は、「誰が見ても正しい可能性が高い」といったところでしょう。

●「誰が見ても科学的に正しい」の基準

では、何をもって「誰が見ても正しい」といえるのでしょうか。

第1章でお伝えしたように、科学的に正しいことを説明するためには、最低限、**平均値の計算**が必要です。事例紹介だけでは、科学的に正しいとはいえません。

また、**統計解析**も必要です。ふたつの平均値を比較して「同じか、同じではないか」を、統計解析ソフトなどを使って求めていきます。

つまり、何かと比較してその結果にたどり着かなければ、「科学的に正しい」ことにはなりません。ダイエットサプリの効果を科学的に証明したい場合は、求めるダイエットサプリと、他の効果のないサプリとの比較が必要です。

比較の際には、比較対象の選択も重要となります。最も多い比較対象は、第1章で説明した通り、プラセボ（ニセモノのサプリ）です。メディカルダイエットや機能性表示食品の全てが、**プラセボとの比較検証**を必須としています。

医薬品や機能性表示食品の申請や認可（もしくは受理）には、全て科学的に正しい情報を提供しなければなりません。

さらに、こっそりと良い結果を出したり悪い結果を闇に葬ったりしないよう、臨床試験の事前公表（ＵＭＩＮ登録）も義務づけられています。

●プラセボとの比較ができない製品

メディカルダイエットや機能性表示食品以外の製品が全て怪しいかといえば、それは違います。**プラセボを作ることが難しかったり、不可能である製品も存在**するからです。

たとえば、練り物製品や置き換えダイエットなどが該当します。

ちくわやはんぺんなどの練り物を、中身は異なるけれど見た目も味も全く同じに仕上げることは、大変困難です。

置き換えダイエットも、その食品の性能ではなく、置き換えること自体にダイエット効果があるので、プラセボの設定は困難です。

そういった場合は、仕方なく「ダイエット前」と「ダイエット後」を比較することになります。私の学生時代はこのような研究方法も多く、古い特定保健用食品は、同様の方法で承認を得ている製品もあります。

商品の被験者は、実験に参加するだけで「絶対に効果を出すぞ！」と気持ちも高まったりします。そういった心理的な影響も効果に反映していることを、視野に入れておきましょう。

●何と何の平均値を比較しているのか

かくいう私も、統計に対する理解が遅く、先輩に質問することなく使えるようになったのは25歳頃でした。何となく原理が理解できるようになったのは30歳頃、人に教えられるようになったのは40歳過ぎといった具合です。45歳頃から統計学の授業を他の先生から引き継ぐことになったのですが、わかったつもりでいても、授業の準備には大変な勉強が必要でした。

みなさんは、そんな統計解析を全て理解する必要はありません。知ってもらいたいのは「何と何の平均値を比較しているか？」のひとつに尽きます。そもそも平均値を計算せずに事例紹介だけで「痩せる！」は論外なのです。

難しい言葉ですが、科学的に正しいことを「反証《はんしょう》可能性が高い」といいます。これは、「**あなたにも同じことが起こる可能性が高い**」ということを示しています。

科学的に正しい情報を出していなくても、良い製品やサービスは存在します。科学的な視点を持ち、そうした製品選びの目利き力を高めていきましょう。

成分の種類や量まで……詐欺的広告が横行！

●「ヘム鉄」に騙された話

ダイエット全体で最も多い詐欺的広告は、「○ヶ月で○kg痩せた！」です。

そして次によく見るのが、**成分の種類や量の表記**に関することです。

実は先日、私もこの手の詐欺的表示に引っかかりました。ダイエットではなく、貧血を改善するサプリです。

私の妻は鉄が不足しがちだったため、ドラッグストアにサプリを探しに行きました。たくさんの貧血を改善するサプリの中から、成分と価格で最良と思われる製品を購入しました。

しかし私は、そのサプリの成分表示にすっかり騙されていたのです。

一般的に鉄分は、植物性食品より動物性食品に含まれるものの方が、吸収率が高いことがわかっています。吸収率の悪い前者は「リン酸鉄」「ピロリン酸鉄」という原材料名が表示され、吸収率の高い後者は「ヘム鉄」と表示されています。

女性は月経時期には、1日20㎎に近い鉄分が必要になります。半分ほど不足していると考え、10㎎のヘム鉄が含まれているサプリを選びました。

ところが妻は、そのサプリの摂取を始めて症状や検査値が良くなるどころか、悪化の一途です。「どうしてだろう」と調べていると、**「ヘム鉄」に含まれる実質の鉄分は、実は非常に少ない**ことが判明しました。

良心的なサプリは「ヘム鉄100㎎」の下に「鉄2㎎」といった表記がされています。いくつかの製品表示を確認したところ、鉄分は、ヘム鉄の全体重量の50分の1程度のようです。つまり、「ヘム鉄10㎎」という表記に間違いはなかったのですが、**鉄分としては随分と少ない**というわけです。

単に私が軽率なだけだったのかもしれませんが、ヘム鉄の方が他の鉄素材に比べて吸収率が高いという知識を利用した、巧妙な詐欺的表示にも感じました。

こうして私は、意味のない量しか含まないサプリを妻に長期間飲ませてしまったことになりました。

◎「コラーゲン100mg!」「レモン◯個分のビタミン」に騙されない

専門家といわれる私でも引っかかってしまう詐欺的な表現ですが、「ヘム鉄」のような紛らわしい方法ではなく、堂々と表示している製品もたくさんあります。

よく見かけるのが、「コラーゲン100mg!」といった表現です。この製品がコラーゲンを100mg含んでいることは、恐らく間違いではないでしょう。

では、なぜこの表示が詐欺的なのかというと、**この数値では全く効果が期待できない**からです。

コラーゲンはタンパク質の一種であり、グラム単位でなければ効果は表れません。

では「コラーゲン100mg」をグラム単位にしてみると「コラーゲン0・1g」です。途端に地味な数値になってしまいました。

消費者の無知を嘲笑《あざわら》っているような表現であり、通報したくなるような表現です。

絶対に引っかかってはなりません。

他にも、「レモン○個分のビタミン」などもよく見かける表示です。これも間違ってはいないのですが、他の野菜や果物に換算すると、**食事で賄える現実的な量**となります。レモン1個分のビタミンは、なんと、いちご2個分にしかなりません。

過度に量が多いイメージを与える詐欺的な表現のひとつです。消費者庁からすると根絶したい広告表現だと思いますが、より明らかな詐欺広告に労力が割かれ、ここまで見きれないのだと思います。法整備が成されるまでは、数字を使った詐欺広告に引っかからないよう、自衛しなければなりません。

●有効成分がどれだけ含まれているのかに注目

第2章の『成分不明のダイエット漢方』（62ページ参照）でも説明した通り、原材料やエキスの名前と量だけを記載し、有効成分の種類と量について全く記載されていないものにも注意が必要です。

漢方薬のこうした表示は慣習的に許されているだけであって、それらの収穫時期や成長度合いなどによる有効成分の変化を考慮していません。

しかし、業界側でも信頼を高めるために、成分の表示に動き出している製品があります。「ローヤルゼリー」がその例です。

ミツバチが女王蜂のために作る特別なハチミツがローヤルゼリーですが、「デセン酸」という有効成分の含量で基準を作っています。基準を満たす含量は1・4%ですが、中には5%以上の含量の製品もあります。同じ「ローヤルゼリー」表記でも数倍の差があり、消費者が選択する基準が明確化しています。

クリニックで処方されるサプリや機能性表示食品以外の「科学的に正しい」プロセスを踏んでいない製品については、**その有効成分の種類や量を科学的視点で調べることが大切**です。

効果検証のやり方

◎そのサプリ、人で効果検証されている？

科学的に正しいサプリを見分けるためには、平均値を示し、主にプラセボとの差（プラセボが難しい場合は前後の差）を比較したデータの有無が必要であることをお伝えしてきました。

ダイエットサプリに限らず、食品の有効性の評価には**「人」を対象とした実験が必要**です。

試験管の中で効果が表れたとしても、人の体内に入れば環境も状況も違ってきます。動物実験で効果が見えたとしても動物によって違いがあり、人間に対する効果の有無は判断できません。

人が摂取して胃や腸を通過し、消化吸収した後、試験管内や動物実験と同じ効果があるかどうかは、臨床試験をしてみないとわからないことが多いです。

しかも人間の場合は、年齢や性別、遺伝的要素、生活習慣、その時の心理状態など、結果に影響を及ぼす因子がたくさんあります。

特に心理的要因が結果に及ぼす影響は思いのほか大きく、いとも簡単に脳が騙されてしまうのは前述の通りです（34ページ参照）。

●ランダム化プラセボ対照二重盲検並行群間比較試験

では、具体的にどのように比較試験を行っているのか、見ていきましょう。

ダイエットサプリの効果検証には、主に「ランダム化プラセボ対照二重盲検並行群間比較試験」という方法を実施しています。

呪文のような名称ですが、いくつかの試験が組み合わされてこのような語句となっています。

「プラセボ対照」とは、これまで説明した通り、本物とプラセボを比較対照することです。

「ランダム化」は文字通り、被験者に本物とプラセボをランダムに振り分けることです。数十名の被験者に参加してもらうのですが、ここで「知り合いだから良い結果を出そう」「このメーカーが好きだからちょっと盛って報告しよう」「嫌な思いをしたから悪い結果にしてやろう」などと人情が入らないように、ランダムに本物とプラセボを振り分けます。

その際、実験者の情が入らないように、Ｅｘｃｅｌや乱数表を使います。公平に比較することで、信頼性の高い効果検証が可能です。

●被験者だけでなく、実験者も目隠し

「二重盲検」とは、被験者と実験者、どちらも本物かプラセボかわからないようにする研究手法です。英語で「double blind（ダブル・ブラインド）」といい、ダブルで見えない（ブラインド）という意味です。

人は、本物か偽物かがわかってしまうと、その**心理状態が効果に大きく影響**します。

これは被験者だけではなく、実験者も同じです。

実験者が「これはプラセボサプリだ」と知りつつ被験者に対して試験をする際、無意識に表情に出てしまいます。被験者の方も、実験者のごくわずかな変化を読み取ってしまうかもしれません。

さらには、被験者が実験者に会話をしつつ答えを誘導するかもしれません。そこから出た結果は、公正で信憑性の高いものとはいえないでしょう。

そこで、**被験者だけでなく実験者にも本物か偽物かを隠し**、実験の責任者だけが本物を知っているという状態を作ります。

これなら実験者がうっかり顔に出してしまったり、被験者が誘導尋問して聞き出そうとしたりする事態を避けられるというわけです。

●環境も同じに

それでも季節や曜日などで、血液検査や特に心理状態は大きく変わってきます。

たとえば、1週間の終わりの金曜日の夜は気分が軽く、月曜日の朝は気が重いといったことがあるでしょう。

同じ状態で始めないと、ストレスの評価などに誤差が出てきてしまうため、結果の解釈が難しくなります。

そういった影響を減らすために、**全員がなるべく同時並行でサプリを摂取する**ようにしています。これが、「並行」です。

「ランダム化プラセボ対照二重盲検並行群間比較試験」は、科学的に正しい方法を追求するために人類が試行錯誤して行き着いた、現在のスタンダードな方法です。

国際的な基準が設けられている場合は、さらに厳しい条件が決められていることもあります。たとえば日焼け止めを評価するSPF値の検証は、人数が10〜20人と決められており、1人でも増減してしまうと正しい評価方法として認められません。

科学的に正しい製品は、コストをかけて高い責任感を持ち、非常に厳しい研究をクリアしたものなのです。

成分と効果の関係性

●「この成分がどんな効果をもたらすのか」の研究

機能性表示食品の出現により、怪しい健康食品が減りつつある状況ですが、法規制が強まればその抜け道ができるのは世の常で、かえって巧妙になっているようにも感じます。

科学的に正しいサプリには「**成分と効果の関係性がある**」ことも重要です。成分と量が明確であり、人での効果検証をしている研究でも、「成分と効果の関係性」の研究がなければ、機能性表示食品や医薬品になることはできません。

簡単にいうと、この成分にどんな効果があるのかの研究です。専門用語でこの研究を「作用機序」といいます。研究者としては、こちらの研究の方が花形です。

物や化学物質が体内で目的の効果を発揮するまでの過程や仕組みを調べ、最終的に治療効果や生理学的変化を導き出します。

副作用や適切な使用方法についても理解できるため、薬の開発や機能性表示食品には必須の概念です。生物学的な真理追究にもなることから、研究業界から高い評価も得ることができます。

●食欲を抑えるサプリの「作用機序」

「作用機序」の具体的な例として、食欲を抑制するサプリで考えてみましょう。

食欲を抑制するためには、体の様々な器官に働きかけ方法があります。

胃の大部分を切除して満腹感を感じやすくさせる方法や、胃の中に風船を入れて膨らませるという、過激な臨床研究もあります。

満腹感を得られやすくするための外科的手術で、十分な効果も確認されているようです。

ダイエット食品にも、摂取後に胃の中で膨らむ、というものが販売されています。お腹が満腹になるので食欲が抑制されるとのことですが、こちらは明確な効果があるわけではないようです。

血液に作用させる方法もあります。血液の中の状態が変わると、満腹感の発生や空腹感の減少につながります。

「お腹いっぱい」「お腹が空いた」は、血糖値や様々なホルモンが脳に指令を出すことで生まれます。血糖値が上がるとお腹いっぱいに感じますし、血糖値が下がるとお腹が空いたように感じます。

私が調べた中で最も効果のある作用機序は、脳の感覚に作用させるという方法です。後ほどご紹介しますが、満腹感や空腹感を騙すような効果を持つ物質があり、それを摂取することで、お腹が空かなくなるのです。

このように、作用させる場所が血液なのか、脳なのか、**サプリがどのような仕組みで食欲抑制に関わっているのかを調べることが**、作用機序です。

●「成分と効果の関係性」だけが長々と説明されているサイト

製品によっては、「成分と効果の関係性」について成分や臨床試験の結果を丁寧に解説したサイトを設けています。理解と信頼を得るための企業努力であり、信用度が最も高いパターンです。

厄介なのは、それを逆手に取ったように「成分と効果の関係性」だけが長々と説明されているランディングページ（ユーザーが最初に閲覧するＷｅｂページ）です。

このランディングページに飛ばされたら最後、延々と同じ説明を何度も読まされるのですが、そこには成分の量や人での検証結果が示されていません。

その上、ユーザーの体験談や専門家の「私が保証します」といった発言などを載せて、あたかも高尚な科学研究であるかのように解説しています。全て読み終わった頃にはすっかり騙されて、購入手続きをしてしまいそうになります。

しかし、踏み止まってください。そして、もう一度よく読んでみましょう。

ビフォーアフターの写真と大げさな感想、検証は動物実験のみ（しかも、その製品についてではないことも）、成分表示は原材料名しかなく、「数量限定！ 今なら1個分の料金で2個ゲット！」などと煽ってくる……。

そこには、「科学的に正しい」ことを証明する、**成分の量や、人を対象とした検証結果など、必要な情報がすっぽり抜けています。**

これが、科学的に正しくないサプリが仕掛けてくる、巧妙なランディングページです。騙されないように気をつけてください。

コラム 3

ダイエット中のイライラとの付き合い方

ダイエット中は、どうしてもイライラしてしまうという人が多いようです。好きな食事を我慢してカロリーを抑えているのですから、ストレスが溜まるのも当然でしょう。

ダイエット中に考えられるストレスには、2種類あります。

ひとつは食事制限による栄養不足、もうひとつは依存による離脱症状です。

ひとつ目の「栄養不足」とは、単純にエネルギー不足のことではありません。タンパク質やビタミン、ミネラルなどの栄養素の不足を指します。

糖質を制限するダイエットでは、血糖値が下がります。すると体は「このままのんびりしていると、エネルギー不足で死んでしまう！」と考え、「何か食料を探して摂取しなければならない」と交感神経が活発になります。

これは、空腹の動物が獲物を捕りに行こうとする時、のんびりとリラックスしていては逃げられてしまうので、交感神経を高めて興奮状態になることと同じです。

人間の場合、この交感神経の高まりがイライラとなって現れます。赤ちゃんもお腹が空くと泣きわめきますが、これは、動物の本能からくる衝動といえるでしょう。

糖質不足でどうしてもイライラしてしまう場合は、あめ玉を舐めるなど、一瞬だけ血糖値を上げて欲求を抑えるとよいでしょう。私は果汁100%のジュースを50㎖だけ飲んで、空腹感をしのいでいます。

また、タンパク質不足もイライラの原因となります。

これは、エネルギー不足を、筋肉を削ることでまかなおうとするためです。筋肉はタンパク質でできているため、タンパク質が不足すると、文字通り身を削って生存しようとしてしまうのです。

コンビニには、タンパク質の含有量が高いプロテインバーなどの商品がたくさん並んでいます。小腹が空いたときにはおやつ代わりに食べることで、イライラを抑えられます。

また、人が摂取しなければならない栄養素に、ビタミンやミネラルがあります。こちらも不足すると、栄養が足りていないと体が考え、イライラの原因になりかねません。また、遺伝子のＤＮＡに作用する、亜鉛も重要です。

こうした栄養素は、食事制限によるダイエットでは不足しがちになります。足りない分は、マルチビタミンなどのサプリを併用しましょう。

栄養不足は、足りていない栄養素の補給で改善可能ですが、厄介なのが、ふたつ目の依存症状によるイライラです。

糖分や脂肪、塩には常習性や依存性があります。

研究によると、人はブドウ糖やうまみ成分を摂取すると、脳内にドーパミンが増えることがわかっています。ドーパミンは快楽ホルモンといわれていますが、わかりやすく言い換えると脳内麻薬です。

子どもの頃に、ブドウ糖を多く与えた場合と、うまみ成分を多く与えた場合を比較すると、ブドウ糖を多く与えた方が太りやすい体質になったといいます。ブドウ糖でドーパミンが分泌され、「快楽を与える食べ物」として認識した結果、嗜好が太りやすい「甘み」となったというわけです。

また脂質を摂取すると、脳内にカンナビノイドという物質が分泌されます。これは、大麻草に含まれる物質と似た作用を持つ物質です。

ケーキやアイスクリームといった、糖と脂質がたっぷり入った食べ物は、ドーパミンとカンナビノイドのダブル分泌となり、依存性があると考えてよいでしょう。

さらに、塩、つまりナトリウムにも依存性があります。野生動物も、断崖絶壁のかなり危険な場所に行ってまで、岩塩を舐めようとします。塩がなければ動物は生きられませんが、必要な量はとても少なく、1日1・5g程度といわれています。普通に生活している時点で、塩分を摂り過ぎています。

こう考えると、ラーメンやとんかつ、天ぷら、カレーライスなど、いわゆるダイエットの敵と考えられる食べ物は、糖質、脂質、塩分と、依存性物質のセットメニューです。

その上、大麻と同じ麻薬成分が脳内に出てしまうので、ダイエット中にこうした食べ物が欲しくてイライラしてしまうのも当然といえます。

イライラを抑えるには、必要な栄養素をしっかり摂りつつ、筋トレやウォーキング、ガーデニングなどの趣味を持つことをおすすめします。

筋肉がついて重いダンベルが持ち上がるようになってきた、長い距離を歩けるようになった、植物が成長した、という達成感が、イライラを緩和してくれるでしょう。

第4章

クリニックで処方されるダイエットサプリ

流行りのメディカルダイエット

●メディカルダイエットは有効性が高い！

インターネットとスマートフォンが普及した現代、医薬品成分を利用した「メディカルダイエット」が一般にも広がっています。

私が研究を始めた約30年前には考えられないことです。

具体的には、消化吸収を強力に抑制するものや、糖や脂質を体外に排出する治療薬などがあります。

スマートフォンを使ったオンライン処方、あるいは個人輸入など、入手のハードルも比較的低い上に、ブログやユーチューブといったネットメディアで情報が発信されています。コロナ禍でのオンライン診療も、メディカルダイエットの普及に貢献したのかもしれません。

メディカルダイエットで処方される治療薬は、非常に有効性の高い物質です。治療薬に関する化学構造、臨床試験、統計解析など、科学的な情報が明確に公開されています。

これらは諸手《もろて》を挙げて、**「科学的に正しい」と断言できます**。

私は個人的に、他人の研究は信用しないというスタンスを取っているのですが、医薬品の研究は徹底的に性悪説に基づいた管理がされているので、正しいといわざるを得ません。

最近は、食品でもＵＭＩＮ登録（80ページ参照）を求められる場合がありますが、医薬品の厳格な進め方とは段違いです。

●じゃあ、メディカルダイエットが正解？

この流れでいくと、「ダイエットするのならメディカルダイエットが最適なのでは？」と思うかもしれません。

しかし、それはケース・バイ・ケースです。

治療薬の開発は、世界中のメタボリックシンドローム罹患者《りかんしゃ》をターゲットとしています。

日本で肥満症に該当するのは、主にＢＭＩが30以上（ＢＭＩについては29ページ参照）の人です。つまり、身長１６０㎝であれば76・８kg以上です。

メディカルダイエットは、このレベルの人にダイエット効果がある、治療薬の研究開発となります。

一方、一般的にダイエットを志す女性のニーズは、多くが60kg前後の体重を気に病み、50kg程度に減量したいといったものです。

こうした人が、体重80kgの人にも確実に効果がある治療薬を同量飲んでしまうと、どうなってしまうのでしょうか。どう考えても、恐ろしいことになります。

◎時には死のリスクも

ダイエット治療薬は医師の処方を前提に設計されているので、一定の副作用が発生するリスクがあります。副作用情報は誰でも見ることができますが、死亡例も結構あることを忘れてはいけません。

科学的に正しい医薬品を使ったダイエットですが、十分な知識がないまま摂取すると、健康を害するだけでは済まない事態になりかねません。

どうしても摂取するのであれば、**ピルカッターなどで半分にカットして、少量から摂取する**など、慎重に進めてください。

ネットで手軽に買える「リベルサス」

●本来は糖尿病や肥満症患者に処方

ダイエットの薬をネットで検索すると、この「リベルサス」が真っ先にヒットします。モデルやユーチューバーの方がこの薬の服用を紹介していることも多く、聞いたことがある人も多いでしょう。

「リベルサス」は製品名であり、物質名は「セマグルチド」と呼ばれます。注射薬として「オゼンピック」「ウゴービ」の名前で販売されているものもありますが、成分は全てセマグルチドです。

通常、**2型糖尿病**、もしくは**肥満症**（ＢＭＩが最低でも27以上、それに加えて検査値の異常が２つ以上）といった方に処方される薬です。

つまりもともとは、「スタイルアップのためにダイエットしたい」といったニーズに向けたものではありません。

●摂取しても低血糖にならない

では、このセマグルチドが体にどのように作用するのかについて説明します。

セマグルチドは「GLP‐1受容体作動薬」というジャンルの薬です。

まずはGLPから説明しましょう。GLPは「Glucagon‐like peptide」の略で、直訳すると「グルカゴン様ペプチド」です。GLPグルカゴン様ペプチドは「グルカゴンによく似たアミノ酸で作られた物質」という意味になります。

「グルカゴン」は一般的に血糖値を上げるホルモンです。しかし、「グルカゴンによく似たアミノ酸で作られた物質」は、逆にインスリンの分泌を促して、血糖値を低下させるという作用があります。

「インスリン」とは、膵臓から分泌されるホルモンの一種です。糖の代謝を調節し、血糖値を一定に保つ働きを持っています。

インスリンを直接上げると低血糖状態になりやすいのですが、このGLP‐1は**血糖値が高い時だけに働くスグレモノ**です。

つまり、セマグルチドを摂取しても低血糖でめまいを引き起こすリスクは低いということです。

●食欲が抑えられて食べ過ぎを防ぐ！

インスリンが普段どのような場合に分泌されるのかを考えてみましょう。

私たちが糖分を欲するように、体内の細胞にとっても糖は必要です。この糖分が血液の中に含まれており、血液中のブドウ糖の濃度を「血糖値」といいます。

ですが、糖質は化学反応をしやすい性質があり、血中の糖分量が高くなり過ぎないように調整されています。インスリンには、食事をした後に高くなった血糖値を下げてくれる力があります。

GLP‐1やセマグルチドは、インスリンの働きを高めてくれる成分です。

したがって、高くなった血糖値を下げるので、早めに「お腹いっぱい」の状況を作ってくれます。

過度な食欲が抑えられて空腹感が減り、食べ過ぎがなくなるという具合です。

食べ過ぎは良くないとわかりつつも、ついつい食べてしまう……。そういった状況を改善してくれる治療薬だといえるでしょう。

●摂取はくれぐれも慎重に

このジャンルの治療薬が発表された時は、夢のような話だと感じました。

ホルモンや血糖値に作用して脳を騙すわけですから、ストレスを感じずに自然とダイエットを進められます。血糖値を一度上げるためには食事も必要となるので、断食ダイエットのような過度な食事制限も防ぐことができます。「食事はするけれど少量で満足」という状態が作れるのです。

こうした治療薬が比較的手軽に入手できる世の中になったことは、素晴らしいことだと思います。

メディカルダイエットの中で、**最もおすすめしたい治療薬**です。

しかし、統計的に副作用の頻度は低いものの、倦怠感や吐き気、下痢、腹痛などの胃腸障害、稀ですが胆のう炎、胆管炎、胆汁うっ滞性黄疸といった重い副作用が出てしまう場合もあるようです。

服用する場合は、ピルカッターで薬を半分にして少量から試すなど、自分に合うかの慎重な確認をおすすめします。

糖質を体内吸収させない！「アカルボース」

●炭水化物が好きな人向き

「アカルボース」は、デンプンを分解する消化酵素の邪魔をすることで、食後の血糖値が急上昇することを抑えてくれる薬です。

「グルコバイ」という商品名で流通していますが、成分名のアカルボースの方がよく知られているようです。

アカルボースはデンプンを分解しにくくさせる作用があり、**体内に吸収される糖質を抑制**します。食事療法や運動療法などの基礎治療では効果不十分な場合や、他の血糖降下薬やインスリン製剤では効果が追いつかない場合に処方される治療薬です。

お米やパスタなどの炭水化物を多量に食べてしまう方に効果が高く、肉類などタンパク質を中心とした食生活の人には、効果はほとんど期待できません。

●摂取が続けられない副作用

クリニックで処方されるダイエットサプリ全般に当てはまることですが、これも効き過ぎに注意が必要です。

アカルボースの最も頻度が高い（約８割）副作用は、「**お腹にガスが溜まる**」です。これはサツマイモを食べ過ぎるとオナラが出るという状況に近いです。サツマイモは食物繊維が多く、腸内細菌がそれを栄養源として分解するため、ガスが発生します。アカルボースを摂取した場合も同様で、デンプンが消化されにくくなったことで食物繊維のようになったというわけです。

さらに、副作用はオナラだけでは済まされません。

注意すべき副作用は**下痢**です。下痢の副作用はデータとして１割程度とそれほど多くはありません。しかし実際に聞いた話からすると、それより多い印象です。

●仕事や私生活に影響をきたさないために

私はアカルボースを飲んだことはありませんが、とある食品成分の副作用に苦しんだ経験があります。

その成分の効果を調べるために、量を変えて試作や試食を繰り返していました。摂取した翌朝から、酷い下痢の症状が始まりました。ちょうど休日であったことが不幸中の幸いですが、一日中トイレから出ることができず、家族との外出予定をキャンセルせざるを得なかったという苦い経験があります。腸炎ウィルスを患った時ほどの苦しさまではないのですが、しばらくは尿のような水様便が出ていました。

後でわかったことですが、そのサプリは、私の研究人生でもトップレベルに効果の高い、デンプンの消化酵素を抑える食品成分が含まれていました。

このような強い副作用が出ると、日常生活もままなりません。繰り返しになりますが、用途を守ることはもちろん、初めて飲むサプリは、ピルカッターで小さくして飲み始めることをおすすめします。副作用の出方は、人によって大きく異なります。

しかし、副作用が出ること以外は、アカルボースは**初めてメディカルダイエットをする方にもおすすめできる商品です**。同様の健康食品に比べて少し高額ですが、オンラインでも購入できます。

日頃から炭水化物が大好きで、つい食べ過ぎてしまう方は、飲んでみてください。ピルカッターで半分未満に割って摂取を始め、その時点で十分に効果を体感できるようであれば、量は増やさず、そのままカットした量で摂取を続けてください。

脂質の吸収を抑える「オルリファスト」

●2023年に厚生労働省が承認

「オルリファスト」は脂質を分解する酵素の働きを抑制する作用があり、脂質の消化吸収を抑えてくれる薬です。物質名は「オルリスタット」といいます。

1997年8月にアルゼンチンで初めて肥満症を予防する医薬品として承認されました。その後、欧米を中心に100カ国以上で承認され、日本では2023年2月に厚生労働省から承認されました。

最近は**ドラッグストアでも入手できる**ようになっています。

とはいえ要指導医薬品に指定されており、購入するには、薬剤師と対面で相談しなければいけません。

そして、「定期的に健康診断を受けていること」「3ヶ月以上、食事や運動などの生活習慣改善に取り組んでいること」「体重や腹囲を1ヶ月以上前から記録していること」などの条件を満たす必要があります。

また服用には、「18歳以上であること」「腹囲が男性で85㎝以上、女性で90㎝以上あること」「BMIが25以上35未満であること」「肥満に関連する健康障害がないこと」といった条件もあります。

●揚げ物など、油を摂り過ぎてしまう人向き

購入のハードルは高いですが、オルリスタットも科学的に正しいサプリです。

脂質には中毒性があります。背脂たっぷりのラーメンやとんかつ、唐揚げ、マヨネーズ……といった油をたくさん使った食事は、やめたくてもなかなかやめられないでしょう。

そうした人たちにとって、**摂取した油の吸収を抑制して排出してくれる**オルリスタットは、救世主のような薬です。

日本での認可はまだ日が浅いのですが、既に海外では一般用の医薬品として扱われており、物質としての安全性も保証されています。

●効果があるものに副作用はつきもの

オルリスタットにも、やはり重い副作用があります。先ほどご紹介したアカルボースと同様に、便に関するトラブルです。

オルリスタットの効果がわかりやすく便に反映される形で、油っぽい便になります。さらに効き過ぎると、非常に困ったことになります。消化されない油が潤滑油の役目を担ってしまい、オナラと一緒に便が出てきてしまうのです。

最悪の場合、**便意を感じることなく漏れるらしく、大人用のオムツが必要になるケースもある**という話を聞きました。

命に関わるようなメタボリックシンドロームであれば、背に腹は代えられないといったところかと思いますが、いくらマニアなダイエッターでも、ここまでストイックになる必要があるのか疑問です。

◎必要な物質の吸収率まで下がってしまう

オルリスタットには、副作用以上に厄介なことがあります。それは、油に溶ける物質の吸収率まで下がってしまうことです。

たとえば、ペペロンチーノを作る時にトウガラシを油の中に入れて炒めると辛味が利き美味しくなりますが、これは油に辛味成分が溶け出すためです。ニンジンを油で調理すると、β-カロテンの吸収率が高まります。

オルリスタットを摂取することで、こうした油によく溶ける栄養素が、油と一緒に排出されてしまうのです。

実際、オルリスタットを摂取する際は、脂溶性ビタミン（油に溶けやすいビタミン）の**ビタミンA・D・Eをサプリで摂取することが求められています**。食事でビタミンを摂っていても体に吸収されずに油と一緒に流れてしまうため、サプリで補わなければならないのです。

それでも排出される量に追いつかなければ、健康を損なってしまうことがあります。

胸やお尻の脂肪も落ちる

オルリスタットには様々な副作用があるため、同じ消化吸収阻害系のアカルボース（113ページ参照）と比較して、扱いが難しい薬だといえます。ダイエット上級者、メディカルダイエット中級者以上でなければ、取り扱いは難しいでしょう。

オルリスタットは、「内臓脂肪減少薬」と表示されることがあります。しかし、仕組みを見てもわかるように、都合よく内臓脂肪だけが減少するわけではありません。**胸やお尻まで落ちてしまう可能性**があります。女性にとっては、脂肪も魅力を保つ重要な要素。闇雲に全てを減らせば良いというわけではないのです。

本来は、明らかな過体重などメタボリックシンドロームを想定した薬です。特に女性の方は、できれば他のダイエット方法をおすすめします。

尿と一緒に糖を排出する「フォシーガ」

●もともとは糖尿病や心不全、腎不全のための薬

ダイエット向けにクリニックで処方される薬には、死や病気と引き換えになるような、恐ろしい物質があります。

オンライン診療で簡単に購入できる「フォシーガ」も、そのひとつです。物質名は「ダパグリフロジン」と呼ばれ、製品名、物質名よりも、「ＳＧＬＴ２阻害薬」として紹介されていいます。

ＳＧＬＴは「Sodium GLucose co-Transporter」の略で、ナトリウム（英語ではSodium）とグルコース（ブドウ糖、血糖値）を一緒に（co）運ぶもの（Transport）という役割を意味した名称です。

もともとは糖尿病、心不全、腎不全に使用される薬で、**尿と一緒に糖を出すことで**

血糖値を下げる効果があります。

糖が排出されるため体重が減少する効果があるので、空腹時にも血糖値がなかなか下がらない中高年に向けて、メタボリックシンドローム対策としても使用されるようになりました。

●血糖値が正常な値の人は低血糖に

しかしこの薬、特に若い女性へのダイエットには不向きであると断言できます。

理由は、ダパグリフロジンの効き方です。ダパグリフロジンはSGLT2という仕組みを邪魔することによって、水分と共に糖分を尿に排出してくれます。

糖が尿に排出されてしまうので、健康な人であっても「糖尿」の状態となります。

そのため、血糖値が正常の値の人にとっては、**低血糖となってしまう**のです。

食後の血糖値は、比較的短い時間で正常値近くに落ち着きます。一般の人であれば、食後の血糖値が高くなるのは食べてから30〜60分と、それほど長くありません。食後

2時間も経過すると、食事前の血糖値にかなり近い値まで落ち着いてきます。つまり、私たちの血糖値は概ね一日中、空腹時の血糖値と大差ない値となっています。

しかしダパグリフロジンを摂取すると、空腹が続いても血糖値を維持しようとするため、最終的には筋肉が削られていきます。**代謝が下がり、リバウンドしやすい体質になってしまう**のです。

血糖値が正常の人がダパグリフロジンを使いたい場合、血糖値が高い時間帯を狙うべきです。しかし、ダパグリフロジンの効く時間と血糖値の高い時間を合わせるのは至難の業です。タイミングがズレると、途端に低血糖のリスクが高まります。

●脱水症状や尿路感染症、性感染症のリスクも

ダパグリフロジンは、糖と一緒に水分も排出します。普段より多くの水分を摂取する必要があり、トイレに行く回数が増えます。

半強制的に水分が排出されるため、特に夏場は脱水症状なども心配です。

また、尿と一緒に糖が出てしまうので、**尿路感染症になりやすい**です。女性は、性感染症も少し高い頻度で副作用として見られるようです。

血糖値が正常値に収まっている方や、血糖値が低い傾向にある若い女性は、ダパグリフロジン以外のサプリを選ぶことをおすすめします。

ダイエットのために使用するには、副作用も含めて取り扱いが困難であり、避けた方が良いでしょう。

コレステロールを吸着して便に排泄させる「コレバイン」

●コレステロールは悪者ではない

昨今のメディカルダイエットはとても幅が広く、様々な薬があります。しかし、中には少し的外れだと感じるものもあります。

特に的外れなのは、コレステロールを吸着して便に排泄させる薬「コレバイン」です。物質名は「コレスチミド」といいます。

消化管で胆汁酸や食物中のコレステロールを吸着し、コレステロール値を低下させる作用があります。本来は、高コレステロール血症や家族性高コレステロール血症の治療に用いられる薬です。

なぜ、このコレスチミドがメディカルダイエットとして流通しているのでしょう。

それは、コレステロールを悪者とする風潮にあるのではないかと思います。広告にも、「コレステロールゼロ」「コレステロールをカット」といった表現をよく見かけます。コレステロールと中性脂質を混同する消費者心理を上手く煽っているのでしょう。

そもそも、**コレステロールは悪者ではありません**。悪者どころか、実はコレステロールは理想の体型を目指すために必要な栄養素です。

コレステロールは各種ホルモンの原料になり、それらは「ステロイドホルモン」と呼ばれています。「ステロイド」という成分自体が悪者扱いされることもありますが、ステロイドの中には代謝を調整する重要なホルモンも含まれます。女性ホルモンや男性ホルモンも、ステロイドホルモンの一種です。

コレステロールは女性ホルモンや男性ホルモンの原料にもなるので、女性らしい・男性らしい体型作りにも必要です。

また、コレステロールは脂質ですが、中性脂肪とは全くの別物です。摂取量は、中性脂質は一日数十グラムですが、コレステロールは数百ミリグラム単位です。

つまり、コレステロールを吸着して排泄してくれたからといって、ダイエットに大きな効果はありません。

◎ダイエットには的外れ！

コレスチミドが必要となるケースは、主に私のような中高年以降の男性です。それも肥満症の治療ではなく、高コレステロール血症の方に処方されます。

若い女性のコレステロール値は、「ぽっちゃり」を気にしているような方でも、コレステロール値は高いどころか、むしろ正常の下限に近かったり、異常低値であることも少なくありません。「コレステロールが吸収されないのは良さそう！」と思って飛びついても、血中のコレステロールが不足してしまいかねません。**良い効果どころか体に悪影響**を及ぼしてしまいます。

男女関係なく、特に若い方々にとってコレステロールは大切な栄養素です。普通の食生活をしていれば不足することなく、逆に過剰になることもありません。ダイエットのために入手する必要はないです。

食欲抑制作用！ 最終兵器「サノレックス」

●食べられないので太れない

メディカルダイエット自体が「ダイエットの最終手段」ともいえますが、その中でも「サノレックス」はさらに最強、最終兵器といったイメージです。

物質名は「マジンドール」で、〝魔神人形〟を彷彿とさせるような威圧感があります。日本でも治療薬として承認されているのですが、処方に要するＢＭＩの基準がなんと35。身長１６０㎝の場合は約90kgという高度肥満症患者に対して、食事療法及び運動療法の補助療法として処方される薬です。

マジンドールの作用は、シンプルに食欲抑制です。**脳の食欲調節中枢や神経終末に作用して、「食べたい！」という気持ちや本能自体を静めてくれます。**

企業の研究所に所属していた時代に、ダイエットに効果がある医薬品について調べていたところ、この食欲抑制剤が最も体重減少に効果があることがわかりました。

前の章にて、胃の大部分を切除するという外科的措置でメタボリックシンドロームを予防するという方法を紹介しました（94ページ参照）。食欲が減って痩せるとのことですが、そのためだけに胃を切り取るなんて、正気の沙汰ではないと感じました。しかし結局、食事の量そのものを減らすことが、体重減少に最も効果があるということなのでしょう。

●脳に作用する薬。取り扱いは慎重に

マジンドールは食欲抑制の効果があり、最終兵器であるとお伝えしてきました。食欲を抑える医薬品やサプリは、同時に気分の落ち込みなども抑える効果があります。しかし脳に働きかける薬なので、他の薬よりさらに慎重な取り扱いが必要です。

医薬品は食品とは違い、**作用が強い**です。その効き方は、「クリアカット」と表現

されるほどです。食品のように幅広くジワジワと効くのではなく、刃物がくっきりと切り裂くような、鋭利な効き方をします。

マジンドールが食欲に対してクリアカットのごとく効果を示してしまうと、必要最低限の食事さえも食べることもできなくなります。栄養不足や低血糖になってしまうでしょう。

マジンドールは、**痩せないと健康を害するレベルの方に向けた最終兵器**です。なるべく手を出さないようにしてください。

コラム 4

ダイエットと生理周期

女性がダイエットに挫折してしまうポイントとして、「生理」があるのではないでしょうか。

月経のある女性は、「エストロゲン」と「プロゲステロン」というふたつの女性ホルモンにより、月経中、月経後から排卵まで、排卵後から月経前までという、周期的な体質変化があります。月経前は何となくだるくて体がむくみがち、月経後はすっきりと収まっている人が多いでしょう。

月経後から排卵までは、エストロゲンの分泌量が増えて水分が排出され、最も体重を落としやすい期間です。メンタル的にも、ダイエットを始めるのに適しています。

排卵後から月経前までは、プロゲステロンの分泌量が増えることで、体重も増えやすくなります。また、過食傾向になる女性が多いです。

さらにＰＭＳ（月経前症候群）の影響でイライラすることも多く、ダイエットには向かない期間であるといえます。

そのため、月経後から排卵まではダイエットを頑張り、排卵後から月経前までは少しお休みする、といった計画が理想です。

しかし月経前でも、結婚式や成人式が控えているなど、ダイエットを続けたい場合もあるでしょう。

そんな時は、サプリに頼るのも手です。

PMSに関する悩みは非常に多く、様々なサプリが発売されています。私がまずおすすめするのは、「γ - トコトリエノール」を含むサプリです。

γ - トコトリエノールはα - トコフェロールと似た性質を持ち、ビタミンEの一種です。PMSの症状改善のほか、むくみや心理症状も改善するようです。

また、私も以前、女性の諸問題を解決する成分の研究をしていたことがあります。

そんな中で明確な効果があったのは、「ヤマブシタケ」というキノコです。落ち込んだり、不安になったりする心理的な症状を改善する効果がありました。

私の研究人生の中でも、脳に対する効果が最も高い物質でした。

ヤマブシタケより即効性の高いものとして、「サフラン」があります。

こちらはサフラナールやクロシンという神経の伝達を良くするような有効成分が含まれています。

心理状態を改善する機能性表示食品として、製品が多く出ています。

女性の場合はホルモンによって体質が変化するため、努力ではどうしようもない期間があります。そんな時は、これらのサプリも参考にしてみてください。

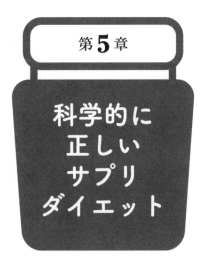

第5章

科学的に正しいサプリダイエット

サプリダイエットを始めるにあたり

●他人の研究は信用しない

これまで、ドラッグストアなどで買える市販のダイエットサプリ（2章）とクリニックで処方されるダイエットサプリ（4章）について、種類別に解説してきました。4章でご紹介したクリニックで処方されるダイエットサプリは科学的に正しいといえますが、それは最低でもBMI25以上の人のために作られたものです。BMI25未満の人にとって過剰な効果も心配されますので、くれぐれも注意してください。

本章では、**私が最もおすすめするダイエットサプリをBMI別に解説**しています。

前提として、本章で説明するサプリは、全て私自身が研究に関わったものです。

私の基本的なスタンスは、「他人の研究を信用しない」です。これからご紹介するダイエット方法の大部分は私自身が身を挺して目の当たりにしてきた事実であり、自信を持っておすすめできます。

●サプリを固める成分が体に悪い？

サプリを固める成分が体に悪いと考える方もおられるようです。

通常、サプリには賦形剤（サプリを固めるための食材）が含まれています。この賦形剤、医薬品も含めて、**極めて安全な食材が使用**されています。

砂糖を摂取する方が体に悪いくらいですので、安心してください。

最も多い賦形剤は、じゃがいもやとうもろこし、さつまいもなどの「デンプン」を加工したものです。この場合、原材料には「デキストリン」と書かれます。

デキストリンは酵素などでデンプンを分解した食品素材であり、ご飯が胃腸で消化されて作られるものに近いです。安全な物質といえるでしょう。

「セルロース」が使用されることもあります。こちらは食物由来の不溶性食物繊維で、有効成分以上に安全な物質です。

また、「乳糖」が使用されることもあります。牛乳に含まれる糖質のほぼ１００％を占めるのは、この乳糖です。

牛乳でお腹をこわす方は、原材料に乳糖と記載がある場合、少し警戒した方が良いかもしれません。しかし、サプリに含まれる乳糖の量は牛乳数ミリリットル分くらいなので、あまり気にしなくても大丈夫でしょう。

●他の薬との飲み合わせについて

普段から薬を摂取されている方は、サプリでダイエットをしても良いか気になるところでしょう。

メーカー企業からも、サプリと医薬品の飲み合わせについてよくお問い合わせいただきます。しかし、他の薬とダイエットサプリとの飲み合わせについては、実のところはっきりしていません。

というのも、ピルや抗アレルギーなどの薬を飲んでいる場合、臨床試験に参加できないからです。参加できないということは、**飲み合わせに関する臨床試験が行われていません。**

そういうわけで、個々のダイエットサプリとの検証結果はないのですが、基本は両者のサプリの方向性が全く違っていることが多いです。つまり、**影響のない場合がほとんど**です。

唯一抗がん剤については、ダイエットサプリと一緒にとることが難しいケースが多いです。抗がん剤は、遺伝子の働きを弱めるなど、がん細胞だけでなく正常細胞も攻撃します。つまり、抗がん剤は薬というよりも毒物に近いということを認識していただきたいです。

一方、ダイエットサプリは細胞を元気にするものが多く、方向性が真逆になります。抗がん剤での治療を選んだ方は、サプリの服用を控える必要があります。

サプリダイエットの準備

○サプリダイエットの進め方

健康的なサプリダイエットは、次のステップで進めていきます。

①適正な目標体重とスケジュールを設定する
②リバウンドしにくい体質に改善をする
③適正体重を目標とした体重減少を進める

もちろん、ヨガやピラティスなどのストレッチ運動、ウォーキングやランニングなどを組み合わせることで、ダイエット効果が高まることはいうまでもありません。

ですが、**現代人は多忙であり、定期的な運動の継続は難しいのが実情**です。

サプリダイエットなら気軽に始められる上に、3つのステップでしっかりと目標達成が可能です。

繰り返しになりますが、BMI18・5未満は「病気や死が近付く」体重であり、**健康的な目標体重はBMI20以上**です。160㎝の人であれば、目標体重51・2kg以下を目指すことはあまりおすすめしません（BMIの計算式は29ページ参照）。

目標設定は、BMI20以上をおすすめします。

●BMI別おすすめのダイエット方法とサプリ

ここで、BMIを基準とした体質改善を優先するダイエットの目安を紹介します。

●BMI19未満…現在は痩せ過ぎの状態。体重を落とさずに体型をコントロール。

●BMI19〜22…体重は標準、もしくは痩せ気味。消化吸収抑制（148ページ参照）や代謝を上げるサプリ（153ページ参照）で体重維持と体質改善を。

●ＢＭＩ22〜25…標準体重。体型が気になる、または健康とスタイルを考えて脂肪を落とすのであれば、消化吸収抑制（１４８ページ参照）や代謝を上げるサプリ（１５３ページ参照）で体質を改善し、置き換えダイエット（１５９ページ参照）で無理のない減量計画を。

●ＢＭＩ25以上…ベストな状態よりも体が重たい、健康的に絞りたいのであれば、消化吸収抑制（１４８ページ参照）や代謝を上げるサプリ（１５３ページ参照）に加え、食欲抑制サプリ（１６５ページ参照）でストレスやイライラも和らげながらダイエット。同時に置き換えダイエット（１５９ページ参照）も行う。

●ＢＭＩ30以上…健康ではない状態。迷わずメディカルダイエット（１０４ページ参照）を。

ＢＭＩ30以上の方は、４章を参考にメディカルダイエットを進めてください。

ＢＭＩ30未満の方は、本章をこのまま読み進めていただきたいです。

◎年齢やライフスタイルに合わせてサプリを選ぶ

年齢やライフスタイルによっても、ダイエットサプリの選び方は変わります。

20代は代謝が良く、消化吸収抑制や代謝を上げるサプリが効かないことがあります。その場合は、**置き換えダイエット**で摂取カロリーを減らして体重を落としつつ、**食欲抑制サプリ**で食べ過ぎを抑えましょう。

40～60代の女性の場合、閉経により体質が変わります。代謝が低下して脂肪が蓄積しやすくなるため、食事の量は変わっていないのに太る、ということもあるでしょう。

定期的な運動をしておらず、歩くのは通勤のみ。デスクワークが中心といった活動量の場合、摂取エネルギーを落としても結果が出にくいです。まずは、**消化吸収抑制**や**代謝を上げるサプリ**を服用しましょう。

代謝を正常にしてから、置き換えダイエットや食欲抑制サプリの摂取を始めると効果的です。

反対に、1日1時間以上の運動をコンスタントに行っている場合は、活動量が多く、すでに代謝が良い状態です。そのため、代謝を上げるサプリを飲んでも効果がないことがあります。

さらに、置き換えダイエットは活動量に対してエネルギー不足となり、生活や仕事に支障が出る場合もあります。

運動している人におすすめのサプリは、食欲抑制のサプリです。運動しているのに痩せない理由は、消費エネルギー以上に摂取しているからです。

食欲抑制サプリで、運動後の余分なカロリー摂取を抑えると良いでしょう。

機能性表示食品

●「機能性表示食品」は科学的に正しい

健康的なサプリダイエットとして、機能性表示食品の利用をおすすめします。
第3章の復習ですが、科学的に正しいサプリを選ぶポイントは以下の3つです。

①成分の種類や量が明らかで、効果の出る量が含まれていること
②人で効果検証されていて、事例紹介ではなく、平均値を比較していること
③成分と効果を結びつける研究や事実があること

この3つの要素は、機能性表示食品では**「関与成分」「臨床試験」「作用機序」**と呼ばれています。

1章でも紹介した通り、機能性表示食品は「科学的に正しい」条件を明確に満たしており、安心して使用できます。

もちろん、クリニックで処方されるサプリにも、これらの要素が揃っています。

●おすすめのサプリのジャンル

機能性表示食品には数千の製品があり、何を選べば良いのかわからなくなってしまうでしょう。

まずはジャンルで絞り、その中から自分に合うサプリを探っていきましょう。

ダイエッターにおすすめのジャンルは、

・消化吸収を抑える
・代謝を上げる

のふたつです。

どちらかひとつに絞ってもいいですし、組み合わせてもいいでしょう。

消化吸収を抑えるサプリは、ダイエットではなくメタボリックシンドローム向けの製品が多いです。

代謝を上げるサプリは、単体でのダイエット効果は高くはないのですが、リバウンドをしにくい体質を作ってくれます。

詳しく見ていきましょう。

消化吸収を抑えるサプリ

◎最も効果のある成分「桑の葉イミノシュガー」

第4章『クリニックで処方されるダイエットサプリ』では、糖質の吸収を抑制するアカルボース（113ページ）や、脂質の吸収を抑制するオルリスタット（117ページ）などを紹介してきました。

市販のサプリでも、消化吸収を抑えるものがあります。

一般的に、消化酵素の働きを抑えるサプリの成分は、食物繊維やポリフェノール類が多いです。

その中でも、私の研究では、ポリフェノール類の方が高い効果が表れました。医薬品ほどの強烈な効果はありませんが、その分副作用もあまりなく、**ＢＭＩが低めの方**

にもおすすめできます。

私の研究で最も効果があったのは、桑の葉成分です。「桑の葉イミノシュガー」などと表示されています。

桑の葉には、ブドウ糖と似た構造の「デオキシノジリマイシン（ＤＮＪ）」という成分が含まれています。分解酵素の働きをＤＮＪが邪魔することで、**糖の吸収を遅らせる作用がある**とされています。

食後の血糖値を抑える成分の多くは、白米を摂取した後の血糖値を対象としています。しかしＤＮＪはそれだけでなく、砂糖を摂取した後の血糖値も抑えてくれます。血糖値は、白米よりも砂糖を摂取した方が高くなります。

この桑の葉成分は、**白米だけでなく、甘い菓子や飲み物を飲んだ後でも血糖値を抑えてくれる**というわけです。

その点でも、効果は最強レベルでした。

●さらに効果のある食品「博多すぎたけ」

さらに強い効果があったのは、「博多すぎたけ」です。こちらはサプリではなく、食品になります。

前章のアカルボースの項で紹介した、私が「トイレから出られなくなった食品（115ページ参照）」は、このキノコです。山林に自生するヌメリスギタケを、野生株の優良品種選抜で開発された種菌を用いて栽培されました。大量生産が難しく、入手が困難なことから「幻のキノコ」と呼ばれています。

この博多すぎたけは、**食後の血糖値を抑える効果**が実証されています。食物繊維やポリフェノール、DNJと同じように、**消化酵素の働きを抑える結果**も得られました。

私はこの博多すぎたけを乾燥粉末で提供されたので、様々な調理方法を試しました。ふりかけやお好み焼きを試作して食べたのですが、美味しいこともあり、粉末で数十グラムは摂取しました。

キノコの重量は9割近くが水分なので、粉末で数十グラムは、数百グラムのキノコに相当します。どうやら、必要量の約10倍の量のキノコを食べてしまったようで、トイレから出られなくなったこともうなずけます。

本来の必要量は数十グラム程度で、一般的に生鮮食品として食べられます。それでも十分な効果が得られます。

●体重減少の前に体質改善

ここまで説明してきたことを、裏切るような事実をお話しします。

実は、この消化吸収を抑えるサプリに、体重減少効果はほとんどありません。

人の腸は大変優秀で、少々消化酵素の邪魔をされても、大事な栄養素を可能な限り吸収しようとするのです。

ですが、消化吸収を抑えるという事実には変わりありません。血液中にエネルギー源が急激に増える、という状況を避けてくれます。それに体が慣れてくると、**自ずと**

過食ができなくなります。

したがって、こうした消化吸収抑制サプリは、体重を落とすものではなく、「体質改善に大きな効果をもたらすもの」と考える方が良いでしょう。

サプリの効果で過食のクセを正し、必要以上のエネルギー摂取を抑えます。その上でバランスのとれた食事を意識することで、ベストな体重を維持しやすい体質へと改善されていきます。

体質が改善された結果、体重減少となるのです。

また、食物繊維やポリフェノールは野菜にも含まれています。たっぷりの野菜を食摂取することは健康的といわれていますが、意外にも、糖質の摂り過ぎになってしまうことがあります。

普段の食生活では十分な効果が得られないことも多いので、サプリで摂取するのが良いでしょう。

体質改善の第一歩として、このジャンルのサプリを常備しましょう。

代謝を上げるサプリ

●トウガラシの「カプサイシン」

代謝を上げる物質の代表格は、「香辛料成分」でしょう。辛い食品を食べて汗を流した経験は誰でもあると思います。

摂取することで代謝が上がり、体が温まることが知られています。

辛味成分で代表的な物質に、トウガラシの「カプサイシン」、ショウガの「ジンゲロール」や「ショウガオール」、コショウの「ピペリン」などがあります。

これらの化学構造はバニラの成分「バニリン」と似ているため、総称して「バニロイド」と呼ばれています。

バニロイドが辛味を持つ仕組みは、温度を感じる仕組みと共通することがわかっています。この研究結果は1997年に発表され、2021年にはノーベル賞も受賞しました。

研究によると、バニロイドが温度の閾値《いきち》を下げることで、体が高い温度であると錯覚し、辛さ（熱さ）を感じるようです。

日本でトウガラシの研究を始めたのは、京都大学名誉教授の岩井和夫先生です。トウガラシの論文が世界に5本も出ていない時代だったそうです。

ちなみに現在は、1万を超える論文が世界中で公表されています。

当時はオカルトのように扱われていたそうですが、それが後にノーベル賞級の研究になっているのですから、先見《せんけん》の明《めい》があったのだと感じます。

●辛くないトウガラシ「カプシエイト」

前述のように、辛さと代謝の向上が連動していることは、様々な研究からも予想されていました。

しかし、研究を重ねていくと、**辛くないトウガラシの成分でも代謝が上がる**ことがわかりました。

「CH-19Sweet」と呼ばれるトウガラシがあります。日本のトウガラシのルーツを研究するために、掛け合わせで作られたトウガラシのひとつです（日本のトウガラシは、南米由来ではなく、大陸が起源のようです）。

偶然にもそれが、体を温める作用を持つことが判明しました。

その成分はカプサイシンと形がよく似ていることから、「カプシエイト」と命名されました。前述のバニロイドの一種ですが、辛味がないことが特徴です。

辛味がなくても代謝を上げるバニロイドは、他にも存在しています。「オルバニル」という人工的に作られた物質などがそれにあたります。

●トウガラシ博士に

博士課程に所属していた3年間は、カプシエイトの研究に明け暮れました。

動物実験では、辛くないカプシエイトには、辛いカプサイシンと同様のダイエット効果があることがわかりました。

また、アドレナリンの分泌を促進する効果などもあります。

人を対象とした試験では、カプシエイトの摂取による**体の表面温度の上昇**を証明しました。

10年以上にわたるカプサイシンの研究をベースに、博士課程の3年間で膨大な研究成果を出すことができ、これらの研究を博士論文としてまとめ、博士号の取得に至りました。

しかも、その研究論文のひとつは、学会の論文賞にも輝いたのです。

当時は「トウガラシ博士」といえる研究者であり、その受賞のお陰で大学のキャリアが拓けたといっても過言ではありません。

私の研究人生の前半は、トウガラシと共に歩んできました。

●冷え性の改善も

そんなカプシエイトですが、現在は無事に製品化されています。サプリやスポーツ飲料（粉末タイプ）などになっており、市販のドラッグストアやネットショップにて購入できます。

体験者からは、**冷え性の解消**や**ダイエット効果の体感**が報告されています。

機能性表示食品としては、「本品にはカプシノイドが含まれるので、基礎代謝の向上をサポートする機能があります。加齢や活動量等の減少により基礎代謝の低下が気になる方におすすめです。」と表示されます。

「カプシノイド」とは、カプシエイトを中心とする、形が似た物質の総称です。

現状は、体重や体脂肪減少などダイエット効果に関しては表示許可がおりていない様子ですが、私の研究を継いでくれた後輩が、人試験でダイエット効果を実証してくれています。

私はというと、商品化の実現でダイエット食品に関する終着点に達したような気分になり、代謝を上げる食品に関する研究からはしばらく遠ざかることになりました。

そういうわけで、カプシエイトは、私の研究人生の中で**最もおすすめできるサプリのひとつ**です。

置き換えダイエット

●種類が豊富な置き換えダイエット食品

「置き換えダイエット」とは、1食を置き換えて摂取エネルギーを減らす方法です。昔は1食をりんごに置き換える、「りんごダイエット」が流行りました。しかし、栄養不足やリバウンドの懸念もありました。

今では**栄養バランスのとれた、良い製品が多く見受けられます**。

1990年代後半に、栄養食品に1食を置き換える、「マイクロダイエット」が流行しました。このあたりから同様の製品が出現し、現在に至っています。

置き換えダイエット食品は、スムージーやスープなど、粉末状のものを水や低脂肪乳で溶かして摂取するタイプが多いです。パンやカップ麺、クッキーなども販売されており、種類が豊富です。

研究者として独立してからは、置き換えダイエット食品の効果検証を依頼されることも多く、いくつかの研究を実施しました。

置き換えダイエット製品は、プラセボ（偽物の食品）を作ることができないので、製品の摂取前後を測定します。

体重や体脂肪だけを測定する研究、血液検査をする研究などを実施しましたが、どれも**明確な効果が得られています**。

科学的に正しいといえるので、こちらもダイエットにおすすめです。

●タンパク質を積極的に

最近ではタンパク質に重点を置いた食品が、コンビニでも数多く見られるようになりました。

今から20年以上前のサラリーマン時代、タンパク質の含有量を20ｇとした同様の商品を企画提案したことがあります（私は個人的にダイエットメイトと呼んでいます）。

しかし当時は、今ほどタンパク質を摂取するダイエットは流行しておらず、「20ｇは多過ぎる」と、異様な食品として捉えられてしまいました。

今では、タンパク質を20ｇ含む食品も多く販売されています。

ダイエットメイトを提案した理由は、学生時代に聞いた講演からでした。

その実験では、餌に含まれるタンパク質の量を変えて、それぞれのネズミに摂取させていました。

その結果、**タンパク質の含有量が少ない餌を食べているネズミは餌の摂取量が増え、体重が増加**したのです。

その後様々な研究論文を確認したのですが、その結果を支持する多くの研究論文が見つかりました。

また、学生の頃からダイエットの相談に乗ることが多かったのですが、タンパク質を多く含む食品の摂取をすすめると、「ダイエット効果が得られた」と報告を受けることがよくありました。

たとえば、お菓子が好きな友達にはケーキではなくヨーグルトを、お酒が好きな友達には揚げ物ではなく砂ずりをすすめました。

タンパク質を満たすことを考えると、ダイエットが上手くいくことが多いです。置き換えダイエットの製品の中でタンパク質の含有量が多いものを選択するだけでなく、日頃の食事でも意識的に摂取しましょう。

●置き換えで減らせるエネルギーは1万5000kcal

置き換えダイエットはおすすめのダイエット方法ですが、効果はやはり、1ヶ月で1kg程度です。

1食を置き換えて減らせるエネルギーは、せいぜい500kcal程度。1ヶ月で1万5000kcalです。

この数値で**可能な体重減少は、1～2kg**となります。

研究者としては期待通りの効果が得られたわけですが、もっと劇的な効果を望むメーカーさんは不本意のようです。

しかしこの効果は、科学的・健康的な体重減少の上限であることの証明です。

●ビタミンとミネラルも必ず摂取

置き換えダイエットでは、置き換えた食品に、タンパク質だけでなくビタミンやミネラルが含まれているかも重要です。

通常、置き換えダイエット食品として販売されているものには1食に相当するビタミンやミネラルが含まれていますが、製品によって違いがあるため、確認が必要です。足りない場合は、粒状のサプリで補ってください。

必要な栄養素を十分量摂取することで、過度な食欲や食事が抑えられます。逆に、栄養が十分でないと過食に走ることになり、ダイエットが長続きません。

糖や脂質は脳内のドーパミンなどを増やすことが知られており、いわば麻薬に近い存在です。古代の人類は、存続のために高エネルギーの物質を優先する必要がありました。高エネルギーの食品に依存性があるのは、そうした名残であり本能的なものかもしれません。

しかし、飽食の時代になった今、その性質や本能は健康にとって逆の作用をもたらします。

タンパク質、ビタミン、ミネラルなどの必要な栄養素はきちんと摂取し、依存性のある糖や脂質などのエネルギーを過度に摂取しないよう心がけて習慣化することが、ダイエットの第一歩です。

食欲を抑えるサプリ

◎セント・ジョーンズ・ワート

第4章『食欲抑制作用！ 最終兵器「サノレックス」（129ページ参照）』でも説明している通り、多くの研究や調査の結果、**食欲を抑える作用を持つサプリがダイエットに最も有効**であることがわかりました。

そこで、同じ作用を持つ天然物を探してみました。

食欲抑制薬には、他に、「シブトラミン」というものがあります。こちらは健康被害が発生する恐れがあり、日本では承認されていません。

シブトラミンは摂取できませんが、これと同様に、中枢性食欲抑制作用のあるセロトニンを増やす自然由来の成分を探したところ、「セント・ジョーンズ・ワート」という植物が見つかりました。

セント・ジョーンズ・ワートは、和名でセイヨウオトギリ（西洋弟切）と呼ばれています。名前の通り、オトギリソウ（弟切草）に近い植物です。

このセント・ジョーンズ・ワートは古くから薬草として使われており、一般的にはメンタルヘルスを向上させるサプリとして利用されています。そこで研究論文を検索したところ、鬱や不安感を軽減させるとあります。

さらに注意深く読み込んでみたところ、「side effect（副作用）」として「体重の減少」という記述がありました。

仮説の通り、セロトニン作用を増やすセント・ジョーンズ・ワートは、**食欲を抑えて体重を減少させる物質**であることがわかりました。

●脳に影響を与えるサプリが受け入れられるまで

会社員時代、新しいダイエット食品として、セント・ジョーンズ・ワートを処方した食欲を抑えるサプリを提案しました。最も効果のあるダイエットサプリとして、意気揚々と発表したのです。

ところが、その意見は惨憺《さんたん》たるものでした。

理由は、「食品メーカーが食欲抑制を推奨することは何事だ！」です。理解のある別のチームの上司でさえ「脳に効果のある食品は良くないと思うんだよね」と、そもそも前提を否定されました。

20年以上前の２０００年代前半の当時、脳に影響を与えて食欲を抑えるサプリは、受け入れ難い時代だったのでしょう。

この出来事は私にサラリーマン退職を決意させただけでなく、ライフワークとして脳に影響を与える食品を開発する、大きなモチベーションとなりました。

この努力は実を結び、２０１５年からの機能性表示食品の制度では、鬱や不安、疲労感など、**脳に影響を与える製品が認証**されることとなり、今では市場に多くの製品が並んでいます。大変感慨深い思いです。

このセント・ジョーンズ・ワート含有サプリは、時代の変化と共に多くの企業が興味を示しました。しかし、大手企業では判断が難しいようで、途中で立ち消えになってしまったところもあるようです。

最後は地元福岡の経営者が興味を持ってくださり、実用化に至りました。ただし処方通りでは採算が合わないとのことで、用量（有効成分の量）を減らしての製品化となりました。

●効果検証でも食欲抑制効果と体脂肪減少効果が

こうしてセント・ジョーンズ・ワートを含有したサプリがめでたく製品となりました。しかし、仮説を何度も重ねたとはいえ、実際の効果がいかほどなのかは検証されていない状況でした。

その上過大な広告が出されてしまい、こちらとしては詐欺の犯罪者のような気持ちで見守るしかありません。

しかし、通販サイトの評価は概ね5段階中の平均4程度が多く、効果があったというコメントもたくさんありました。**仮説が正しいことが、間接的に証明された**といえるでしょう。

その後、製品化したメーカーと効果検証を実施しました。偽物のサプリと比較して、食欲を抑制する効果やダイエット効果があるかを検証する、プラセボ対照試験です。

食欲抑制への効果は、心理学的な方法に加えて管理栄養士にも指導を仰ぎ、食事調査で検証しました。ダイエット効果は体重だけでなく、100万円以上する本格的な研究用体脂肪計も使いました。

結果は、効果はマイルドであるものの、予想通りの**食欲抑制効果と体脂肪減少効果**が見られました。

さらに、喫煙者に対しては、その依存度が低くなるという、大変興味深い結果も得られました。

ただし代わりに、喫煙者にはほとんどダイエットの効果はありません。それは、セロトニン作用によるものだと想定しています。

しかし、セント・ジョーンズ・ワートは喫煙量を減らす禁煙のサポートとしても寄与することがわかりました。

セント・ジョーンズ・ワートのサプリは、20年以上の時を経てようやく、研究の企画、製品化、検証ができました。**自信を持っておすすめできるサプリのひとつ**です。

女性らしい体型になるには

●女性ホルモンに近い作用を持つ「イソフラボン」

ダイエットに取り組む人の多くは、ガリガリに痩せたい訳ではないでしょう。女性らしい体型、あるいは男性らしい体型の理想を目指してダイエットに取り組みます。

一般的に「女性らしい」と呼ばれる体型の実現には、ある程度の脂肪が必要です。

したがって、男性が筋肉をつける時と同様に、一旦増量が必要な場合があります。

増量だからといって、何でも食べていいわけではありません。

ダイエットで女性らしさを保ちたいのであれば、**女性ホルモンに近い作用を持つ食品を意識して選ぶ**ことが、成功への早道です。

女性ホルモンに近い作用を持つ成分としてよく知られているのが、「大豆イソフラボン」です。大豆イソフラボンは、豆乳や豆腐など、大豆を原料とする食品に含まれています。

女性ホルモンの「エストロゲン」に似た作用があるため、このホルモンが急激に減る更年期の女性、閉経後の女性に良い作用をもたらすとされています。

日本人の一般的な食生活としては、味噌、納豆、醤油、豆腐といった大豆製品の摂取量も多く、特別なサプリを必要としない人も多いかもしれません。

ですが、現代は洋食中心の食生活となりつつあり、大豆製品を摂取する機会が少なくなっています。

普段の食生活に加えて大豆製品を摂取する方法もありますが、ヘルシーなイメージのある豆乳、納豆、豆腐などは、意外と脂質やエネルギー量が多く、上手く置き換えないと脂質過多になりがちです。

イソフラボンのサプリであればそうしたリスクは少なく、1日に50㎎以上の摂取で効果を体感できるでしょう。

ようです。

◎「エクオール」を摂取した方が確実

では、イソフラボンが全てを解決してくれるかといえば、一概にその通りではないようです。

イソフラボンが作用するためには、活性型「エクオール」に変換される必要があるという仮説が研究で示されています。

イソフラボンのままでは、十分な効果がない可能性があります。

エクオールとは、主要な大豆イソフラボンである「ダイゼイン」から腸内細菌の代謝を経て生まれる成分です。

エクオールの生成に、大豆イソフラボンの摂取が必要なのはもちろんなのですが、体内でイソフラボンをエクオールに変換できる人の割合は、日本人で2人に1人です。海外の方ではもう少し割合が減るといわれています。

これは腸内細菌がイソフラボンを活性型に変えてエクオールを生成するためです。

活性型に変える腸内細菌や腸内環境を持っていなければ、エクオールの生産者にはなれないのです。

私自身の体内ではイソフラボンをエクオールに変換できるのか、会社員時代の研究所で検体を分析してみました。結果、私は変換できないタイプの腸内細菌であることがわかりました。

では、変換できないタイプの人はどうすればよいのでしょうか。

それは、イソフラボンではなく、**エクオールを含有した食品を摂取する**ことです。エクオールを含有した食品は、大豆イソフラボンを乳酸菌で変換して製造されています。エクオールを摂取することで、誰でも効果を得ることができます。

◎自分と向き合い、臨床や治験を

本書を読んでいる人の中には、これまで様々なダイエット方法に取り組み、減量とリバウンドを繰り返してきた人も多いでしょう。しかし、それは決して無駄な経験ではありません。
自分の体重と向き合い、自分の体がどのように変化するのかを知ることは、必要な経験です。

サプリダイエットも、自分に合いそうな成分をひとつ購入して摂取したからといって、効果が出るかはわかりません。

様々なサプリを並行して摂取し、試行錯誤を繰り返してください。自分がどの成分を摂取したら痩せるのかという臨床や治験に近いです。

そうすることで、自分の体と成分の相性を知り、確実に効果が得られるサプリを見つけることができるでしょう。

コラム
5

スタイルアップの奥の手「補正下着」

「奥の手」と付けているように、本書で一貫して主張してきた内容とは一線を画す事実をお伝えします。

サプリダイエットの効果に微塵の嘘もないのですが、「お腹回りをスッキリさせたい」「ウエストをくびれさせたい」という願いに対しては、全てのダイエット食品よりも「補正下着」が圧勝です。

その研究について、紹介します。

ダイエットやメタボ関連の臨床試験では、体重と体脂肪だけでなく、腹囲も必ず測定します（ウエストではなくおへその高さで測定します）。日本肥満学会などが臨床的に病的な肥満の定義にも使っており、重要な指標のひとつです。

詳細に研究する場合は、皮下脂肪も測定します。皮下脂肪の数値は、二の腕や肩甲骨の肉をつまんで、専用の道具でその厚さを計測します。

そうした一連の研究で最も効果があったのは、なんと補正下着でした。

補正下着を着用して皮下脂肪の低下を測定する研究では、腹囲や皮下脂肪の低下が顕著であり、私の研究人生全体から見ても、圧倒的な数値の変化だったのです。

補正下着の研究は、補正下着メーカーの経営者の方から「補正下着の効果を数値化してもらいたい」と依頼を受けたことから始まりました。

その経営者の方は、長期間利用することで体型自体が変わると主張します。

さらに、脂肪組織が自分の居場所を変えて、不要な場所から必要な場所に動いてくれるとまでいうのです。

確かに、首長族や纏足《てんそく》（昔の中国で足を小さくした風習）のように物理的に体型を変えている実例がありますが、脂肪が移動するとは、にわかには信じがたい話です。

半信半疑というよりも、その誤解を解くためにも実証して差し上げるという気持ちで、この研究をお引き受けしました。

この研究も置き換えダイエットと同様、プラセボ（作るとすれば偽の下着？）というものが設定しにくいので、製品のみで効果検証を実施しました。

十数名の被験者に数週間、補正下着を着用してもらいます。測定の際はもちろん、補正下着を外します。

結果は、参加したモニターのほぼ全員の体重が減少していました。

これは補正下着の効果に加え、スタイルアップへ意識が向いたことも原因として考えられます。

また、腹囲や皮下脂肪の減少も見られました。

その上、体重が減少しているにもかかわらずバストが減少していないという、驚きの結果となったのです。

食品の研究者としてサプリの限界を感じると共に、ダイエットにはサプリだけでなく、その他の方法も併用する必要性を痛感しました。

「体重は減らなくても良いけどお腹だけ引っ込めたい」という場合は、補正下着の着用がダントツで効果ありです。この効果については、サプリの敗北であることを素直に認めるしかありません。

ですが、継続的にその効果を持続させたいのであれば、本書で紹介している食習慣や体質の改善、時には体重のコントロールが必要です。

また、補正下着もピンからキリまであり、すべての補正下着の効果を保証するものではありません。ちなみに、効果検証した補正下着はセットで数十万円という一級品です。

紹介した研究事例は女性のみを対象としていますが、男性でも同様の製品は販売されており（腰痛用のコルセットなど）、試してみる価値があるでしょう。

気軽で安価なサプリをベースに体重を減らしつつ、理想の体型も手に入れたいという場合に、補正下着を候補に入れてみてはいかがでしょうか。

おわりに

最後まで読んでいただき、ありがとうございます。

本書を企画したきっかけは、紅麹問題の報道に遡ります。

メディアから紅麹事件に関連する取材が増えたのですが「紅麹を悪く書きたいのでネガティブなコメントをほしい」といわれることもあり、どんなに肯定的なことを伝えても、捏造《ねつぞう》に近いレベルまでに捻《ね》じ曲げられた偏向報道もありました。

生放送で誤解なく丁寧に説明できる機会もありましたが、長くて5分程度、全体の時間からしてみれば一瞬であり、否定的な報道が幅を利かせている状況は変わりありません。

何より、我が国の誇る素晴らしい制度である「機能性表示食品」について、信用のないものだと貶められている内容も多く、健康食品業界の信用を回復させるためにも筆を取る決意をしました。

こうした経緯から、当初は機能性表示食品を解説するための企画でした。その中のダイエットやメタボの項目をピックアップされ、ダイエットに関する書籍の企画としてスタートしました。

それも最初は中高年や高齢者に向けた、メタボリックシンドローム対策としての企画でした。しかし、若い女性を中心とした過激なダイエットが社会問題化しているということで、今回の内容でお届けする運びとなりました。

当初の目的だった機能性表示食品が活躍できる部分は少なくなってしまいましたが、多くの方の役に立つことがサイエンスの基本であり、その点については隅々まで妥協のない内容です。

私がダイエット食品やメタボリックシンドロームの研究にどっぷり浸かっていたのは20代が最後です。当時から、科学的な解決方法は概ね確立していました。

ところが、昨今のダイエット事情は当時から大きく変貌し、製品や入手方法など幅広い選択肢が増えた一方で、正しい情報だけでなく誤った情報も交錯していることに気付かされました。

私自身が大変勉強になっただけでなく、編集の方のご意見が加わることにより、多くの方々のニーズを満たす内容に仕上がったことは間違いありません。

また、これも編集の方からの提案で、「科学的に正しい」というタイトルを命名していただきました。

コロナ禍で気付いたのですが、世の中には一定数の割合でオカルトや詐欺的な情報を正しいと信じてしまう層がいます。SNSで科学的に正しい情報を伝えようとしても、逆に「僕らのコロナをバカにするな！」といった勢いで炎上しそうになります。

それ以来、啓蒙《けいもう》的な発言を控えてサイエンスに関する正しい情報を粛々と出していくようになり、世を憂いつつも、騒ぎを横目で見ている状態でした。

本書の執筆は、「科学的に正しい」、もしくは間違っていることを堂々といえる、非常に良い機会となり、うれしく思っています。

繰り返しになりますが、ダイエットは自らを高める「研鑽」的な行いであり、科学的な視点で美容や健康を生涯にわたって維持するためにも重要です。

本書が皆様の傍らに置かれ、お役に立てることを願っています。

本書の刊行にあたり、企画を幾度となくご指導いただきました、特定非営利活動法人『企画のたまご屋さん』のおかのきんや様に改めてお礼申し上げます。

そして、企画をご採用いただきました株式会社内外出版社の黒川裕二様、山中千穂様、本書を魅力的にしていただきました櫻庭由紀子様にもお礼申し上げます。

本書で紹介した研究は、多くの研究員やサポーティングスタッフの尽力によるものです。関わっていただいた皆様にも感謝いたします。

大貫 宏一郎　おおぬき こういちろう

京都大学農学部入学、大学院に進学して博士課程まで修了。博士号はトウガラシのダイエット効果に関する研究にて取得（農学博士）。卒業後は大塚製薬㈱の研究員として特定保健用食品や「エクエル」の研究に関わる。現在は株式会社ユーザーライフサイエンスの取締役会長に就任。日本香辛料研究会の役員、市の食育推進委員会委員長、一般社団法人 科学真実検証協会の理事長など公的機関の要職を歴任。近畿大学の准教授、教授を経て独立、現在も非常勤講師を務める。学生時代から現在に至るまで一貫して食と健康に関する研究を続けており、研究歴は約30年、研究人生の多くをダイエットやメタボ関連の研究に従事。

デザイン　中川 純（DEux）
編集協力　櫻庭 由紀子　八文字 則子
イラスト　わかし（PIXTA）
校正　滄流社
企画協力　おかの きんや（NPO法人企画のたまご屋さん）
編集　山中 千穂

科学的に正しいサプリダイエット
発行日　2025年4月1日　第1刷発行

著者　大貫 宏一郎
発行者　清田 名人
発行所　株式会社内外出版社
〒110-8578 東京都台東区東上野2-1-11
電話 03-5830-0368（企画販売局）
電話 03-5830-0237（編集部）
https://www.naigai-p.co.jp/
印刷・製本　中央精版印刷株式会社

ISBN978-4-86257-731-3